"十二五"职业教育国家规划教材

经全国职业教育教材审定委员会审定

JIJIU HULI

急救护理

（第二版）

谭进 主编

宛淑辉 唐全 勾丽军 副主编

高等教育出版社·北京

内容提要

本书为"十二五"职业教育国家规划教材，参照了相关的国家职业技能标准和行业职业技能鉴定规范，参考护士执业资格考试大纲，结合本课程近几年的实际教学情况，编写而成。

本书主要介绍院前急救、急诊科救护、重症监护病房、常用急救技术、常用监测技术、心肺脑复苏和常见急、危、重症病人的护理等内容。本书第一版主要为涉外护理专业学生编写，专业词汇较多，学生反映难度大。改版时将正文中的英文词汇用汉语表达，保留每单元后附有的相关急救英文短篇，供学生拓宽急救知识和英文阅读。

本书配套网络教学资源，通过封底所附学习卡，可登录网站（http://abook.hep.com.cn/sve），获取相关教学资源。

本书可供高职涉外护理专业，高职高专护理专业以及中职涉外护理专业使用，亦可作为护理人员出国培训和在职护理人员培训教材。

图书在版编目（CIP）数据

急救护理／谭进主编. —2 版. —北京:高等教育出版社,2011.9（2021.7重印）
护理类各专业用
ISBN 978-7-04-032505-8

Ⅰ.①急… Ⅱ.①谭… Ⅲ.①急救–护理–高等职业教育–教材 Ⅳ.①R472.2

中国版本图书馆 CIP 数据核字（2011）第 141035 号

策划编辑	刘惠军	责任编辑 刘惠军	封面设计 张志奇	版式设计	余 杨
责任校对	张小镝	责任印制 朱 琦			

出版发行	高等教育出版社		网　　址	http://www.hep.edu.cn
社　　址	北京市西城区德外大街4号			http://www.hep.com.cn
邮政编码	100120		网上订购	http://www.landraco.com
印　　刷	涿州市京南印刷厂			http://www.landraco.com.cn
开　　本	787mm×1092mm　1/16			
印　　张	13		版　　次	2005 年 8 月第 1 版
字　　数	290 千字			2011 年 9 月第 2 版
购书热线	010-58581118		印　　次	2021 年 7 月第 6 次印刷
咨询电话	400-810-0598		定　　价	24.80 元

本书如有缺页、倒页、脱页等质量问题,请到所购图书销售部门联系调换
版权所有　侵权必究
物 料 号　32505-A0

急救护理

（第二版）

编写委员会

编　者（以姓氏笔画为序）

勾丽军　淄博科技职业学院

刘海霞　山东省青岛卫生学校

罗黎明　湖南环境生物职业技术学院

宛淑辉　铁岭卫生职业学院

钟　华　贵州省毕节地区卫生学校

唐　全　重庆中医药高等专科学校

谢颖芳　大连大学职业技术学院

谭　进　湘潭职业技术学院

出 版 说 明

　　教材是教学过程的重要载体，加强教材建设是深化职业教育教学改革的有效途径，推进人才培养模式改革的重要条件，也是推动中高职协调发展的基础性工程，对促进现代职业教育体系建设，切实提高职业教育人才培养质量具有十分重要的作用。

　　为了认真贯彻《教育部关于"十二五"职业教育教材建设的若干意见》(教职成〔2012〕9号)，2012年12月，教育部职业教育与成人教育司启动了"十二五"职业教育国家规划教材(高等职业教育部分)的选题立项工作。作为全国最大的职业教育教材出版基地，高等教育出版社整合全国的优质出版资源，积极参与了该项工作，通过立项的选题品种最多、规模最大，充分发挥了教材建设主力军和国家队的作用。目前，已获立项的建筑工程技术、医药卫生、学前教育等专业的高等职业教育教材相继完成了编写工作，通过全国职业教育教材审定委员会审定并公示后，陆续出版。

　　高等教育出版社国家规划教材的作者中有参与制定高等职业教育新专业教学标准的专家，有高等职业教育国家专业教学资源库建设项目的主持人，有学科领域的领军人物，有企业的专业人员，他们是保证教材编写质量的基础。

　　高等教育出版社国家规划教材主要突出以下五个特点：

　　1. 执行新标准。以《高等职业学校专业教学标准(试行)》为依据，服务经济社会发展和人的全面发展。教材内容与职业标准对接，突出综合职业能力培养。

　　2. 构建新体系。教材整体规划、统筹安排，注重系统培养，兼顾多样成才。遵循技术技能人才培养规律，构建服务于中职高职衔接、职业教育与普通教育相互沟通的现代职业教育教材体系。

　　3. 找准新起点。教材编写遵循易用、易学、易教的原则，强调以学生为中心，符合职业教育的培养目标与学生认知规律。

急救护理

4. 推进新模式。在高等职业教育工学结合、知行合一的人才培养模式下，改革教材编写体例，创新内容呈现形式，推进"任务驱动""项目化""工作过程导向""理实一体化"等教学模式的实施，突显了"做中学、做中教"的职业教育特色。

5. 配套新资源。秉承高等教育出版社打造数字化教学资源的传统与优势，教材内容与高等职业教育国家专业教学资源库紧密结合，纸质教材配套多媒体、网络教学资源，形成数字化、立体化的教学资源体系，为促进职业教育教学信息化提供有力支持。

为了更好地为教学服务，高等教育出版社将以国家规划教材为基础，组织教师培训和教学研讨活动，通过与教师互动以及滚动建设立体化教学资源，把教材建设提高到一个新的水平。

高等教育出版社

2014 年 7 月

致 同 学

亲爱的白衣天使们：

在你们学习完各专业基础课和大部分专业课的基础上，现在开始学习《急救护理》这门课程。

本书是"十二五"职业教育国家规划教材，参照了相关的国家职业技能标准和行业职业技能鉴定规范，参考护士执业资格考试大纲，结合本课程近几年的实际教学情况，组织全国部分护理专业院校骨干教师，精心编写而成。

本教材介绍了院前急救、急诊科、重症监护病房，常用急救技术、常用监测技术、心肺脑复苏技术和常见急、危、重症病人的护理。在构思和内容上反映了现代护理工作的特色，体现了理论够用，注重技能，突出实用的原则。每单元后都附有相关急救英文短篇，供同学们拓宽知识面和英文阅读。

同学们，通过本课程的学习，你们要树立良好的急救意识，锻炼系统的急救思维，掌握扎实的急救理论，具备一定的实用技术。在本课程中，你们将学习到常见急危重症的病因、临床表现、救治原则的基本知识；具有判断病情、重症监护、救护配合和实施基础生命支持的基本技能和工作能力。

同学们在学习过程中，可以通过本书配套网络教学资源，获取相关教学资源，充分利用视听光盘、教学录像等多媒体课件，使用多维动态、活泼生动、模拟场景的课程训练平台，提高学习效果。

同学们还要充分利用实训中心、教学医院、实习基地等，在技能操作、课间见习、医院实习时，注重强化操作应用等职业能力的锻炼，提高职业综合能力。

同学们还可以充分利用学校图书馆、专业期刊、网络教育资源等教学资源库，提高与拓展自己自主学习能力。

最后，祝同学们学业有成！成为一名合格的白衣天使！

主编 谭 进

2014年6月

第二版前言

本书出版6年来，受到广大医学职业院校师生普遍欢迎，并于2008年被评为"首届全国医学职业教育优秀教材"。

此次改版，组织全国部分护理专业院校的骨干教师，在保持原版《急救护理》的编写风格和特点的同时，对内容进行了更新、充实和修改。

本教材主要介绍了院前急救、急诊科救护、重症监护病房、常用急救技术、常用监测技术、心肺脑复苏技术和常见急、危、重症病人的护理等内容。按照"理论够用，注重技能，突出实用"的原则编写。在构思和内容上反映了现代护理工作的特色，体现了对病人实施整体护理的理念。每单元后都附有相关急救英文短篇供学生拓宽急救知识面和英文阅读。

本书配套网络教学资源，通过封底所附学习卡，可登录网站(http://sve.hep.com.cn)，获取相关教学资源。学习卡兼有防伪功能，可查询图书真伪，详细说明见书末"郑重声明"页。

本教材第一、二、三、五单元由谭进编写，第四单元由钟华编写，第六、七单元由宛淑辉编写，第八、十单元由唐全编写，第九单元由勾丽军编写，第十一单元由罗黎明编写，第十二单元由刘海霞编写，第十三单元由谢颖芳编写。

本教材主要供五年制高职护理专业、高职高专护理专业以及中职涉外护理专业使用，亦可作为护理人员出国培训和在职护理人员培训教材。

本教材的出版得到了编者所在单位的大力支持，在此深表谢意。本书读者反馈信箱：zz_dzyj@pub.hep.cn。

课时分配表(供参考)

教学内容	学 时		
	理论	实践	合计
第一单元 绪论	1		1
第二单元 院前急救	1		1
第三单元 急诊科救护	1		1

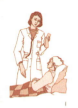

急救护理

续表

教 学 内 容	学 时		
	理论	实践	合计
第四单元 重症监护病房	1	2	3
第五单元 常用急救技术	1	4	5
第六单元 常用监测技术	2	3	5
第七单元 心肺脑复苏	1	2	3
第八单元 休克病人的护理	1	1	2
第九单元 器官功能衰竭病人的护理	3	3	6
第十单元 损伤病人的护理	1	1	2
第十一单元 急腹症病人的护理	1	1	2
第十二单元 中暑、电击伤、冻僵病人的护理	1	1	2
第十三单元 急性中毒病人的护理	1	2	3
合计	16	20	36

谭　进

2014年6月

第一版前言

本教材是在全国涉外护理专业教材建设委员会的指导下,根据"教育部办公厅、卫生部办公厅组织制定的《中等职业学校和五年制高职护理专业领域技能型紧缺人才培养培训指导方案》"中涉外护理(英语)教育培养方案,组织全国部分开办涉外护理专业学校的骨干教师、实习医院教学负责人共同编写而成。

本教材主要介绍了院前急救、急诊科救护、重症监护病房监护,对常用急救技术、监测技术、复苏技术和常见急、危、重症病人的护理进行了重点介绍。按照"理论够用,注重技能,突出实用"的原则编写。在构思和内容上反映了现代护理工作的特色,体现了对病人实施整体护理的理念。针对涉外护理专业,方便双语教学,对急救护理常用名词都标注了英文。每章后都附有相关急救英文短篇供学生拓宽知识面和英文阅读。

本教材第一、二、三、五章由谭进编写,第四、六章由申华平编写,第七、十二章由李维棣编写,第八、十章由唐全编写,第九章由勾丽军编写,第十一、十三章由包春蕾编写。

本教材主要可供高职涉外护理专业、高职护理专业以及中职涉外护理专业使用,亦可作为护理人员出国培训和在职护理人员培训教材。

本教材的出版得到了编者所在单位的大力支持,在此深表谢意。由于编写水平有限和编写时间仓促,难免存在不足与错误,恳切希望专家、同仁批评指正。

课时分配表(供参考)

教 学 内 容	学 时		
	理论	实践	合计
第一章 绪论	1		1
第二章 院前急救	1		1
第三章 急诊科救护	1		1
第四章 重症监护病房	1	2	3

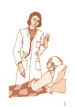

急救护理

教 学 内 容	学　　时		
	理论	实践	合计
第五章　常用急救技术	1	4	5
第六章　常用监测技术	2	3	5
第七章　心肺脑复苏	1	2	3
第八章　休克病人的护理	1	1	2
第九章　器官功能衰竭病人的护理	3	3	6
第十章　损伤病人的护理	1	1	2
第十一章　急腹症病人的护理	1	1	2
第十二章　中暑、电击伤、冻僵病人的护理	1	1	2
第十三章　急性中毒病人的护理	1	2	3
合计	16	20	36

谭　进

2005 年 2 月

目 录

急救护理

第一单元 绪 论

（Introduction）

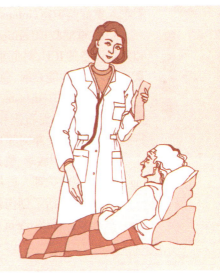

随着人类活动范围的扩大、寿命的延长、生活节奏的加快、现代化程度的提高以及交通运输多样化等因素，使急症和各种意外事故明显增多，越来越多的人需要紧急救护。为了满足社会的需要，现代急救护理学应运而生，并随着现代医学的进步和急救医学（emergency medicine）发展而发展。

第一节 急救护理学的概念和范畴
（Definition and Category of Emergency Nursing）

一、急救护理学的概念

急救护理学是一门研究各类急性病、急性创伤、慢性病急性发作及危重病人的抢救与护理的跨学科的综合性应用学科。

二、急救护理学的范畴

急救护理学是急救医学的重要组成部分，随着急救医学的发展，其内涵不断延伸，现代急救护理学包括以下范畴。

1. 院前急救（prehospital aid） 指病人从发病开始到医院救治这一阶段的救护。包括现场急救和途中监护两大任务。现场急救指在发病现场对病人进行初步救护，如复苏护理、止血、解毒等。途中监护指从发病现场到医院转送途中需要实行的监护、治疗、护理，为后续救治争取时机。

2. 急诊科救护（nursing in emergency department） 是对急救病人实行集中式抢救、监护、留观。经急诊科救护处理后，部分病人治愈，部分病人住院继续治疗，部分病人

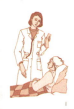
需收入重症监护室(intensive care unit,ICU)进一步救治。

3. 危重症救护(critical care) 是指受过专门训练的医护人员在备有先进监护设备和急救设备的ICU,对危重症疾病如心搏呼吸骤停、休克、昏迷、严重水电解质酸碱平衡紊乱、多器官功能衰竭、急性多发性创伤等进行全面监护及治疗。

4. 灾难救护(disaster nursing) 是指对自然灾难(如地震、洪水、旱灾、台风、海啸、雪崩、火山爆发、泥石流和虫害等)和人为灾难(如交通事故、化学中毒、放射性污染、流行病、战争和武装冲突等)所造成的人员伤害迅速有效地进行救治。

5. 急救护理教学、管理和科研(teaching,management and research of emergency nursing) 包括急救护理人员技术业务培训、急救护理工作的管理、科学研究和情报交流等。

此外,还包括了创伤救护(traumatic nursing)、急性中毒救护(acute intoxication nursing)、意外救护(nursing of accident)、一般急症救护(common emergency nursing)等。

第二节 急救护理学的发展简史
(Historical Development of Emergency Nursing)

一、急救护理学的起源

现代急救护理的起源,可追溯到1854—1856年间的克里米亚战争。前线战伤的英国士兵病死率高达42%,Florence Nightingale率领38名护士前往前线实行救护,使病死率下降到2%,说明了有效的抢救和急救护理技术(emergency nursing techniques)在抢救急危重病人中的重要作用。实际上,Florence Nightingale及其同事在当时所从事的就是现代急诊医疗服务体系(Emergency Medical Service System,EMSS)的院前急救的初步阶段。

二、国际急救护理学的发展简史

急救护理学的发展是随着急救医学的发展而发展的。美国是急救医学的发源地。

1963年,美国耶鲁Newhaven Hospital的急诊科首次运用了分诊技术(triage)。

1966年,美国颁发了《公路安全法案》,规定要重视现场急救,并为此培训急救人员及非医务工作者的初级急救技术,取得较好效果。

1968年,麻省理工学院(Massachusetts Institute of Technology)建立了EMSS。

1972年,英国皇家护理学院(The Royal College of Nursing,RCN)A&E护理团体(Accident & Emergency Nursing Group)成立,该团体的主要功能之一便是为A&E护士不断更新临床急救知识与技术,并由此形成了当今急救护理课程的雏形。

20世纪60年代,随着电子设备的发展如心电示波器(electrocardioscope)、电除颤器(defibrillator)、人工呼吸机(respirator)、血液透析机(dialyser)的出现并应用于临床,使急救护理学的理论和实践得到了进一步发展。

1975年5月,国际红十字会(International Red Cross)在联邦德国召开了急救医疗会

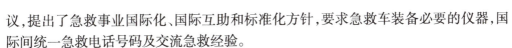

议，提出了急救事业国际化、国际互助和标准化方针，要求急救车装备必要的仪器，国际间统一急救电话号码及交流急救经验。

1979年，国际上正式承认急救医学为独立的医学学科，紧随其后，急救护理学也成为护理学中的一门重要学科。

此后，急救护理学在国际上迅猛发展，为急、危、重症病人提供最及时的护理，挽救了成千上万的生命。

三、我国急救护理学的发展

20世纪50年代，我国参照苏联模式开始在大中城市建立急救站(aid station)；70年代成立了心脏监护病房(cardiac care unit, CCU)；80年代各医院相继成立急救中心(emergency center)；1979年随着急救护理学的被承认和广泛推崇，我国的急救护理学逐步与国际接轨；1980年10月，卫生部颁发"关于加强城市急救工作的意见"，要求根据条件加强急救工作；1982年3月，卫生部召开京、津等地区有关人员会议，拟定了"建立城市急诊室(科)"的初步方案，并于同年10月提交上海会议(全国门诊急诊工作学术讨论会)上讨论、修改；1983年，卫生部根据修改的方案颁布了"城市医院急诊室(科)建设方案"，这个方案规定了急诊科的任务、急诊医疗工作的方向、组织和管理，以及急诊工作的规章制度，有效地促进了急救护理学的兴起和发展。

1986年11月，通过了"中华人民共和国急救医疗法"。此后，急救工作加快发展，全国统一了急救呼叫号码为"120"。20世纪90年代以来，随着我国经济实力的增强和全社会对急救医学重要性认识水平的提高，许多医院的急诊科装备得到了更新和充实，EMSS逐步建立健全。由院前急救、急诊科、ICU构成的EMSS，拥有现代化的救护车和抢救仪器设备以及灵敏的通信设备，使抢救半径缩短在5 km左右。急救还进一步发展到航空和航海方面。1998年，我国民航机构急救中心已发展到70个以上，1999年由我国54个民航医疗机构联合发起成立了"中心民航机构管理委员会现代医学航空救援专业组"，使航空急救做到了"应急、就近、方便"。

中华护理学会及护理教育中心举办了多次急救护理学习班，为开展急救护理工作及急救教育培训了大量人才。国家教育部将《急救护理学》确立为护理学科的必修课程，高等医学院校本、专科护理教育都开设了《急救护理学》。目前，我国EMSS基本健全，急救网络逐步形成，全民急救意识普遍提高，社区服务和家庭服务的出现，使急救护理学的内容和范畴不断扩展，急救护理学在EMSS中已显示出举足轻重的地位和作用。

第三节　如何学好急救护理学
(How to Learn Emergency Nursing)

急救护理工作千头万绪、复杂多变，急、危、重症病人必须紧急或尽快处理，因此对护理人员的素质有着特殊的要求。要学好急救护理学，成为一名合格的急救护理人

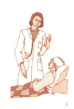

才,应从以下几方面努力。

一、培养良好的职业道德

对急、危、重症病人要争分夺秒,不失时机地进行抢救。如果护士在工作中疏忽大意或掉以轻心,就会增加病人的痛苦,甚至丧失抢救治疗病人的时机。每个护士都应认识到护理工作的重要性,全心全意为病人服务,以病人为中心、以抢救生命为己任,牢固树立"时间就是生命"的观念,全力以赴抢救病人的生命;需要有不怕脏、不怕累、不怕危险的精神,在抢救灾害性事故病人时,还需要有献身精神。

急救护理工作内容广泛,与医生及医院各部门都有密切联系,护士在工作中要与其他人员相互理解、相互尊重、相互配合协作。只有团结协作,才能保证急救工作的顺利进行。

二、形成良好的心理素质

急救工作充满着风险,随机性强,常常面对突发事件,在抢救急、危、重症病人过程当中往往出现意想不到的紧急情况,要求护士具备稳定的心理素质,在整个工作过程中做到遇事不慌、沉着冷静、准确迅速地配合抢救。如果护士在工作中犹豫不决,缺乏责任心和积极的工作态度,势必影响抢救的顺利进行。

急救护士在进行救治护理工作中,时常会遇到危险的场地、危重的伤情、危急的时机,有时甚至会见到一些惨不忍睹的境况,急救护士应有顽强的意志,在困难面前百折不挠,才能最终战胜困难,完成急救任务。

三、掌握扎实的理论知识

急救所面对的病人常常有多种疾病共同存在,会涉及内、外、妇、儿等各专科疾病中的急性病、危重病,需要这些专业范畴的专业知识,还会涉及伦理学、社会学、心理学等多方面的知识。这就要求护士不仅要有扎实的基础理论知识,还要善于将基础理论与学过的各科知识相互联系,融会贯通。并将理论与实践结合,认真总结成功的经验和失败的教训,善于分析在抢救中遇到的各种问题,经过科学的思考,提高分析问题、解决问题的能力。

四、熟悉常用的急救技术

对急诊病人的抢救,特别是大规模急、危、重症病人的抢救,是一个系统工程,要求各方面人员协调作战,所以对技术水平要求很高,必须准确到位有效,否则,很容易影响整体抢救效果。护士一定要熟悉急救技术,达到技术成型,才能及时有效地应用。

五、具备健康的体魄

急、危、重症病人的病情危重、变化快,抢救工作紧张激烈,随时可能出现大批的病人,使工作负荷加大,这就要求急救护士有充沛的精力随时应对突发事件。因此,急救护士必须拥有健康的体魄,有较强的耐力与体力,能吃苦耐劳,才能完成急救护理工作。

思考题

(一) 单选题

EMSS首先建立于

A. Newhaven Hospital   B. Queen Marry Hospital

C. The Royal College of Nursing   D. Massachusetts Institute of Technology

E. Royal Gwent Hospital

(二) 多选题

1. 以下哪些属于急救护理学的研究范畴?

A. first aid   B. critical care   C. disaster nursing

D. traumatic nursing   E. nursing in emergency department

2. 要成为一名合格的急救护理人才,应从哪些方面努力?

A. 培养良好的职业道德   B. 形成良好的心理素质   C. 掌握扎实的理论知识

D. 熟悉常用的急救技术   E. 具备健康的体魄

(三) 阅读理解

EMSS

It was not until the late 1960s to early 1970s that the modern era of EMS was created, with coordinated transport and prehospital interventions, to provide earlier, more intensive care to the community.

The 1966 National Highway Safety Act authorized the US Department of Transportation to fund communication and education for EMS services as well as purchases of ambulances and equipment. Congress enacted the Emergency Medical Services Systems Act of 1973 Public law identified the following 15 components as essential to an EMS system: Communications, Training, Manpower, Mutual aid, Transportation, Accessibility, Facilities, Critical care units, Transfer of care, Consumer participation, Public education, Public safety agencies, Standard medical records, Independent review and evaluation, Disaster linkage.

EMS systems continued to be refined in the 1980s and 1990s. Today, prehospital care has evolved into an indispensable element of public health.

The EMS system is an integral element of disaster preparedness and planning. It plays an important role in initial response and transportation and is essential in establishing a regional disaster preparedness plan in coordination with public safety agencies, government, and the medical community. The plan should address disaster management, communication, treatment, and destination of casualties. Periodic disaster drills serve to assess performance, refine management, and educate personnel and the community.

The EMS system must have strong ties with many agencies inside and outside the community. Cooperation is essential with public safety agencies, which are most frequently the first to respond to an emergency and may provide all or part of EMS care.

An EMS system is a comprehensive, coordinated program that delivers prompt response, appropriate care, and safe transport in medical emergencies. EMS should be designed to fulfill the needs of the local community and to provide equal access for all patients. It should be evaluated continuously and modified to maximize quality, optimize efficiency, and minimize cost.

Question: What is EMSS?

第二单元 院前急救

（Prehospital Aid）

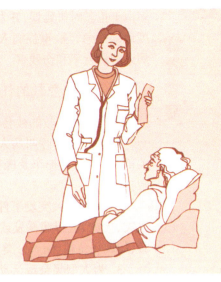

　　院前急救（prehospital aid）是一项社会任务，也是一项社会公益事业。及时而有效的院前急救对于挽救病人的生命、减轻痛苦、防止再损伤及提高抢救成功率都有非常重要的意义。新中国成立后，在各级政府及卫生行政部门的重视和关心下，我国部分大、中城市设立了院前急救的专业机构"救护站"（aid station），但其功能只是简单的初级救护和单纯转运病人。20世纪80年代后，我国院前急救随着国民经济的持续增长，进入了快速发展阶段。当今，在发达城市已逐步形成了较先进的急救医疗、现代通信和快速转运有机结合的院前急救服务体系（prehospital aid service system）。

第一节　院前急救概述
（Summarize of Prehospital Aid）

一、院前急救的概念

　　院前急救是指对各种遭受危及生命的急症（emergency）、创伤（trauma）、中毒（intoxication）、灾难事故（disastrous affairs）等病人进入医院前的紧急救治。有广义和狭义之分，主要区别在于是否有公众参与。广义院前急救是指病人在发病或受伤时，由目击者或医护人员对其进行必要的急救，以维持基本生命体征和减轻痛苦的医疗活动和行为的总称。它既可以是医疗机构闻讯后赶赴现场的救治活动和行为，也可以是经过心肺脑复苏（Cardio-Pulmonary-Cerebral Resuscitation，CPCR）等普及培训教育的红十字卫生员、司机、交通警察以及其他人的救治活动；狭义院前急救专指从事急诊急救医疗机构的医务人员为急、危、重症病人提供的现场急救、分诊分流、转运和途中监护。

　　院前急救是EMSS的首要环节和重要基础。大量实践经验证明：急、危、重症病人

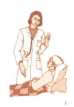

多由于抢救时机延误,并发症加重而死亡,而死于原发病的不到10%。人们要求最大限度地缩短急、危、重症病人的"无治疗期",在发病初期就能得到及时的救治,降低急救病人的病死率和伤残率。

二、院前急救的任务

根据院前急救的社会职能和功能定位,其主要任务如下。

1. 承担平时呼叫病人的急救处理　急救中心接到紧急求助呼叫后应立即通知有关部门,调派救护车及医护人员携带急救设备、器械、药品以最快速度到达现场进行救护。

2. 承担重大突发事件、灾难或战争时的医疗救护任务　当遇到重大的交通事故、水灾、火灾、流行病暴发或战争时,应在有关上级部门的统一协调、指挥下进行院前急救,如现场急救、病人分类、负责安全转运病人至相应的医院。

3. 为大型集会或活动提供急救医疗保障　如遇大型集会、运动会等活动,应设立临时急救站,以便及时对突发事件实施救护。

4. 向民众普及急救知识　提高民众急救知识及技能水平,能大大提高急救的成功率。可通过各种媒体如报纸、电视、广播等进行急救知识和技术的教育和培训。

三、院前急救的原则

院前急救大多没有充分的时间和条件明确诊断,因此必须遵循先救命,后治病的原则。

1. 先复苏(resuscitation)后固定(fixation)　遇到有心搏呼吸骤停伴有骨折病人时,应先口对口人工呼吸(mouth-to-mouth artificial respiration)和胸外心脏按压(external cardiac compression),待心搏呼吸恢复后,再固定骨折。

2. 先止血(hemostasis)后包扎(bandaging)　对有大出血又有创口的病人,应立即止血,然后再消毒和包扎。

3. 先重伤(severe trauma)后轻伤(microtrauma)　当伤病病人较多时,应优先抢救重伤,后抢救轻伤;要特别注意没有呻吟的重伤员,以免耽误抢救时机。

4. 急救(emergency treatment)与呼救(emergency call)并重　遇有大批病人时,应急救与呼救同时进行,特别是有多人在现场时,要分工明确,以尽快地争取到急救外援。

5. 先救治(treatment)后运送(transportation)　遇到需要急救的病人时,要先救治,如进行CPCR、止血、包扎等,待伤情稳定后再转运,不要先送后救,以免耽误宝贵的抢救时机,并注意在转运途中不要停止救护措施。

四、院前急救的特点

院前急救与院内急救(hospital aid)相比,情况更复杂,在地点、环境、时间以及病人对医疗服务要求等方面有许多不同。因此,院前急救有其自身的特殊性,其主要特点如下。

1. 时间紧急、讲究时效　院前急救救治的都为急、危、重症病人,需要有极高的时效性。如接到"电话"必须立即出车,一到现场必须迅速抢救,必须充分体现"时间就是生命"的紧急处理原则。

2. 社会性强　院前急救是社会安全保障系统的一部分,体现政府基本医疗保障职能,在重大灾难突发事故现场救援时,其保障功能更显著。

3. 随机性大、呼救无时限　主要表现为救护者日常业务的不规律性,如急救地点可分散在城乡各个角落,病人的流向不固定,尤其是病人何时呼救,重大事故、灾难事件何时发生都无法预料,这就要求医疗救护人员必须24 h随时待命。

4. 现场急救环境差　院前急救多在非医疗条件或不理想的环境下进行,如火灾、爆炸、化学毒气等险情对救护人员具有一定的危险性,有时事故现场险情还未完全排除,可能造成人员再损伤。

5. 服务对象复杂,对急救人员技术要求高　院前急救涉及多科病种,病情紧急,需要及时判断与急救处理,要求急救人员必须具备良好的急救技术和独立分析、解决疑难问题的综合能力。

6. 体力消耗大　急救人员需携带急救药品和机械到现场对病人进行急救,抢救后要搬运病人,途中要监护,每一环节均要消耗大量的体力,因此要求急救人员必须具备强健的身体素质。

第二节　院前急救模式
（Model of Prehospital Aid）

目前全球范围内存在着多种院前急救模式(prehospital aid model),但就其主要模式,仍然可将它们大体划分为英美模式(England-America model)及法德模式(France-Germany model)。

一、英美模式或近似于英美模式

主要有澳大利亚(Australia)、加拿大(Canada)、爱尔兰(Ireland)、日本(Japan)、新西兰(New Zealand)、菲律宾(Philippine)、韩国(Korea)等国家和地区采用该模式。

主要急诊方式是"把病人送到医院"。其观点是病人被送到以医院为基础的急诊科,从而得到更好的治疗护理。在这种模式中,急诊救护开始于来医院之前,由有关专业人员如急救医生和护士进行现场对症救护,然后送到医院急诊科进行进一步急诊治疗。

二、法德模式或近似于法德模式

主要有奥地利(Austria)、比利时(Belgium)、芬兰(Finland)、挪威(Norway)、波兰(Poland)、葡萄牙(Portugal)、俄罗斯(Russia)、瑞士(Switzerland)、瑞典(Sweden)等国家和地区采用该模式。

主要急诊方式是"把医院带到病人家中"。即送医生和技术到现场,希望在病人到

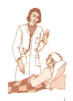

达医院前提供高水平的医疗救护。救护措施主要放在现场,其具体操作是医生及有关专业人员到某个有关地点对病人实施急诊治疗。医生大多是麻醉师,他们向伤病病人提供大部分救护,所采取的急救手段多为救生与止痛。由于急诊科通常发展不完善,因此病人在现场分类后直接送进病房。

三、我国院前急救的组织体系

由于我国各地的经济实力、城市规模、急救意识、服务区域差异较大,以及受传统急救模式的影响,各地在设立院前急救医疗机构时,所采取的模式有所不同。我国城市院前急救模式主要如下。

1. 北京模式　北京急救中心是北京市院前急救和重大急救医疗任务的统一指挥、调度和抢救中心。由院前急救、急诊科、ICU构成,拥有现代化的调度通信设备,可以和市政府、卫生局以及北京各大医院直接进行通信联系。院前急救工作由医生、护士协作承担,部分病人经院外抢救处理后转送中心监护室继续治疗,多数病人则被转运到其他医院。其急救流程为:病人及家属通过拨打"120"电话向急救中心呼救,中心站调度室调度出车出人到现场急救,然后监护运送病人回急救中心或附近医院。

2. 上海模式　这是由医疗救护中心站及其所属分站与该市若干医院紧密协作的急救模式,设有一个急救中心站,各县、区建有分站,一般分站设在协作医院内或附近,协作医院大多是区、县中心医院。急救中心没有院内部分,但编制有专业院前急救医务人员和车管部门,院外救护系统与协作医院关系主要是业务协作,也有人才培养等关系。其急救流程为:病人及家属通过拨打"120"电话向急救中心呼救,中心站指派就近分站出车出人到现场急救,然后监护运送病人到协作医院,也可到病人劳保医院继续院内救护。

3. 重庆模式　这是以依托一个医院为主的急救模式。其特点是急救中心主要附属于一家综合医院,并拥有现代化的急救仪器设备和救护车,经院外处理后可送回医院。急救中心实质上是医院的一个部门,因医院具有接受各专科病人的能力,故扩大了院前急救的范围。此种模式一般多见于中、小城市。其急救流程为:病人及家属向急救中心(即医院的院前急救部门)呼救,院前急救部门派人派车到现场进行救护,然后监护运送病人回医院实施院内急救。

4. 广州模式　由急救指挥中心负责全市急救工作的总调度,以若干医院急诊科为区域,按医院专科性质分科负责的急救模式。急救指挥中心负责与其他急救系统、单位如公安、消防、人防、血液中心和防疫站等联系协作,主要职责有:应付突发灾害事故、急救情报的收集和研究、与红十字会合作培训全市的各级医务人员,并对群众进行现场急救知识普及教育。其急救流程为:病人及家属通过拨打"120"电话向市急救指挥中心呼救,指挥中心立即通知该区域承担院前急救任务的医院急诊科,由值班护士按病情通知有关专科医生、护士及驾驶员赴现场抢救,然后监护运送病人回医院继续治疗。

上述各城市院前急救服务体系都具有现代化灵敏的有线或无线通信设备,基本健全了急救网络(emergency network),使急救半径缩短在5 000 m左右,给病人以最快速度和高效的院前急救,从而减少了伤残率、病死率。上述各种院前急救模式虽在组织形式上存在差异,但就其实质讲仍近似英美模式。

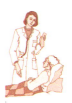

第三节 院前急救护理
(Nursing in Prehospital Aid)

院前急救的目的是为了抢救生命,防止病情继续恶化,护士应积极配合医生共同完成救护任务。院前急救的主要护理工作包括护理评估(nursing assessment)、急救护理措施(emergency nursing interventions)、安全转运(secure transportation)和途中监护(monitoring on the way)。

一、护理评估

1. 病情评估 由于病情危急,病情评估应做到快速有效。评估一个伤病病人应在1～2 min内完成,根据伤情可按照SOAP公式进行评估检查。

S:主观资料(subjective data) 指简单的问诊,收集资料,病情严重(如昏迷、休克)时可不做。

O:客观资料(objective data) 指观察面色、伤口、神志、特殊气味等。

A:评估(assess) 运用ABCBS快速评估法。A气道(airway):检查气道是否通畅,有无舌后坠,分泌物、异物等阻塞;B呼吸(breath):检查呼吸频率的改变是否由胸腔的伤口或压痛引起,呼吸是否停止;C循环(circulation):检查心脏功能是否正常,脉搏是否停止;B出血(bleeding):检查病人的头部、胸腹、四肢有无大出血,内脏有无损伤,有无骨折等情况;S感知觉(senses):检查病人的反应状况。

P:计划(plan)或称优先分类处理 指组织抢救或进行有序安全转运。

2. 分类 根据病情评估,可将病人分为四类。

Ⅰ类:危重病人,指危及生命,随时可能死亡的病人,需第一优先处理。

Ⅱ类:重病病人,指在短时间内暂不危及生命,但需尽快接受治疗的病人,需第二优先处理。

Ⅲ类:非重症病人,指病人需要检查与治疗,但时间不是关键因素的病人,在第Ⅰ、Ⅱ类病人处理后再处理。

Ⅳ类:死亡病人,病人来就诊时已经死亡,可暂不处理或放置在特定的房间,以免影响其他病人的抢救。

Ⅰ类病人迅速就地进行急救;Ⅱ类病人进行必要的检查和处理后及时转运;Ⅲ类病人待危重病人处理后再安排转运,但需要随时观察病情;Ⅳ类病人放置在适当的位置,复核后再安排处理。

二、急救护理

1. 体位的安置 在不影响急救处理的情况下,将病人置于安全舒适的体位,如平卧位头偏向一侧,这种体位可保持呼吸道通畅,防止舌根后坠或呕吐物阻塞呼吸道引起窒息(choking),尤其是在处理成批伤病病人时,这种体位具有最大的安全性。对需

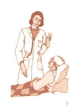

行CPCR者,应取去枕平卧位,头向后仰,上提下颌,以利人工呼吸。若疑有颈椎或脊柱骨折、骨盆骨折者则宜平卧于硬担架床上。

2. 保持呼吸道通畅,维持呼吸功能　窒息者要注意清除口腔、咽喉和气管内的异物及痰液等;昏迷者要防止舌后坠,用口咽管通气或用舌钳牵出固定;缺氧者给予有效的氧气吸入,对呼吸停止(respiratory arrest)者,迅速开放气道,进行人工呼吸,如气管插管(tracheal intubation)、应用简易人工呼吸器(simple respirator)、环甲膜穿刺(cricothy-roidcentesis)等。开放性气胸(open pneumothorax)者,应立即封闭创口。张力性气胸(pressure pneumothorax)者,立即穿刺排气。对胸腔内积血、积液者,进行胸腔闭式引流(closed chest drainage)。

3. 建立静脉通路　建立有效的静脉通路,维持有效循环血量和保证治疗药物及时进入体内。危重病人需建立两路静脉通路。静脉输液最好选用留置针,既保证液体快速通畅,又可以防止病人在躁动、改变体位和转运中针头滑脱,对抢救创伤出血、休克等危重病人十分有利。

4. 根据病情需要,脱去病人衣服

(1) 脱上衣法　解开衣扣,将衣服尽量向肩部方向推,背部衣服向上平拉。如病人有一侧上肢受伤,脱衣袖时,应先健侧后患侧,提起一侧手臂,使其屈曲,将肘关节和前臂及手,从腋窝位拉出,脱下衣服,将扣子包在里面,可以打成圈状,将衣服从颈后平推至对侧;拉起衣袖,使衣袖从另一侧上臂脱出。如病人生命垂危,情况紧急或肢体开放损伤,或病人穿有套头式衣服较难脱去时,可直接使用剪刀剪开衣服,为急救争取时间。

(2) 脱长裤法　病人呈平卧位,解开腰带及裤扣,从腰部将长裤推至髋下,保持双下肢平直,将长裤平拉下脱出。

(3) 脱鞋袜法　托起并固定住踝部,以减少震动;解开鞋带,向下再向前顺脚方向脱下鞋袜。

(4) 脱除头盔法　如病人有头部创伤应及时去除头盔。去除头盔方法是:用力将头盔的边向外侧扳开,解除夹头的压力,再将头盔向后上方托起,即可去除。整个动作应稳妥,不要有粗暴动作,以免加重伤情。但对于疑有颈椎骨折者应十分慎重,必要时与医生合作处理。如病人无颅脑外伤且呼吸良好,去除头盔较为困难时,可不必去除。

5. 创伤的处理　对各种创伤可采取针对性的止血(hemostasis),包扎(bandaging)和固定(fixation)措施。

6. 脑复苏(cerbral resuscitation)　实施基础生命支持(basic life support)时即开始注意脑复苏,及早头部降温,以提高脑细胞对缺氧的耐受性,保护血-脑屏障,减轻脑水肿,降低颅内压,减少脑细胞的损害等。可采用冷敷、冰帽、乙醇擦浴等降温措施。

7. 防止差错事故　院前急救工作紧张,医生只下达口头医嘱,护士必须执行"三清一核对",即:听清、问清、看清,并与医生核对药物名称、剂量、浓度、用法,注意药物配伍禁忌,严防差错事故发生。用过的安瓿应暂时保留,以便核查。

8. 心理护理　由于突遇意外,病人往往没有心理准备,因此可出现各种心理反应如焦虑、恐惧、忧郁等,此时护理人员应保持镇静,关怀、安慰病人,并以娴熟的救护技术对病人实施救护;对病人家属应客观地介绍病情,以取得其合作和理解,使抢救工作得以顺利进行。

三、安全转运

（一）转运前救护准备

1. 转运前准备　急救护士应检查急救车上的急救药品、器械和设备,针对病情做好充分的准备,确保转运途中能正常使用。

2. 通报病情　救护人员应向病人及家属做好转运解释工作,说明病情及转运途中可能出现的危险,取得病人及家属的理解和配合。

3. 通信联络　与急救中心或医院取得联系,并通报病人的伤情,以利于医院做好接收病人的准备。

4. 评估　转运前必须再次测量病人各项生命体征(vital signs),根据病情用药。

（二）安全转运

在转运过程中应正确地搬运病人,根据病情选择合适的搬运方法和搬运工具。

1. 徒手搬运　救护人员不使用工具,而只运用技巧徒手搬运伤病病人,包括单人搀扶、背驮、双人搭椅、拉车式及三人搬运等。

2. 担架搬运　担架种类如下。

（1）铲式担架　为铝合金制品,沿担架纵轴分两部分,各为铲形。可将担架直接插入病人身体下面,不用搬动病人。适用于脊柱损伤、骨盆骨折的病人。

（2）板式担架　由木板、高分子材料板制成。适用于心肺脑复苏及骨折病人。

（3）四轮担架　可以推行或固定于救护车、救生艇、飞机上,也可以与院内担架车对接,而不必搬运病人即可将病人连同担架移至另一辆担架车上。

（4）其他　帆布担架、可折叠式搬运椅等。

3. 危重病人的搬运

（1）颅脑损伤　针对病情取平仰卧位,头侧向一边或侧卧位,保持呼吸道通畅。如颈椎损伤,应取仰卧位,用砂袋、衣物、软枕等固定头部左右两侧,一人托住头部,其余人员协调一致地将病人平直抬到担架上。

（2）脊髓、脊柱、骨盆损伤　应在病人身下垫一硬木板,取仰卧位。搬运时3～4人同时用力平抬起病人放置在硬担架上。

（3）胸部外伤　对开放性血气胸,包扎后取坐位或半坐位,以坐椅式搬动为宜。呼吸困难者,也应取坐位或半坐位。

（4）腹部外伤　病人取仰卧位或半卧位,下肢屈曲,以减轻腹部压力。可用担架或木板搬运。

（5）昏迷　搬运时应取仰卧位,头侧向一边或侧卧位,防止呼吸道阻塞。

（6）休克　搬运时应取休克体位。

（7）四肢骨折、关节损伤　用夹板(splinting)固定好上、下两个关节后才可转运,以免途中造成继发性损伤。

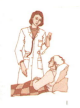

四、途中监测

1. **体位** 根据病情,在不影响治疗的情况下,协助病人采取安全、舒适的体位。上车时,病人头部应向车的前部,担架车应固定,并使用保护带,防止发生病人从担架上翻落等意外。

2. **继续监护** 利用救护车上的设备,通过心电监护(electrocardiographic monitoring)、给氧、保持气道通畅、机械通气(mechanical ventilation)、保持静脉通道给药、密切观察生命体征等不间断的有效救护措施,给病人以持续生命支持和监护。有抽搐与痉挛者,应取下义齿以防脱落阻塞呼吸道;使用牙垫,防止舌咬伤。根据病人的情况,对司机提出行车要求。

3. **记录** 做好抢救、观察、监护记录。

4. **做好病人的交接** 救护人员将病人送到医院后,要与急诊科的医护人员进行病史、病情和治疗护理过程的交接,保证病人治疗和护理的连续性。急救护士要准确填写急诊出诊护理记录单。

思考题

(一) 单选题

Prehospital aid 是处理疾病的

A. 慢性阶段　　B. 初期阶段　　C. 后期阶段　　D. 中间阶段　　E. 所有发病阶段

(二) 多选题

1. Prehospital aid 中常用的护理措施有

A. 半卧位　　　　　　　　B. 配合医生抢救

C. 建立有效的静脉通路　　D. 维持生命体征

E. 去除不必要的约束

2. Prehospital aid 的主要护理工作包括

A. nursing assessment　　　B. emergency nursing interventions

C. secure transportation　　D. monitoring on the way

E. treatment and monitoring

3. Prehospital aid 的特点有

A. 时间紧急、讲究时效　　B. 社会性强

C. 随机性大、呼救无时限　　D. 现场急救环境差

E. 服务对象复杂,对急救人员技术要求高

4. Prehospital aid 的原则包括

A. 先 resuscitation 后 fixation　　　B. 先 hemostasis 后 bandaging

C. 先 severe trauma 后 microtrauma　　D. emergency treatment 与 emergency call 并重

E. 先 treatment 后 transportation

（三）阅读理解

FIELD TRIAGE DECISION SCHEME

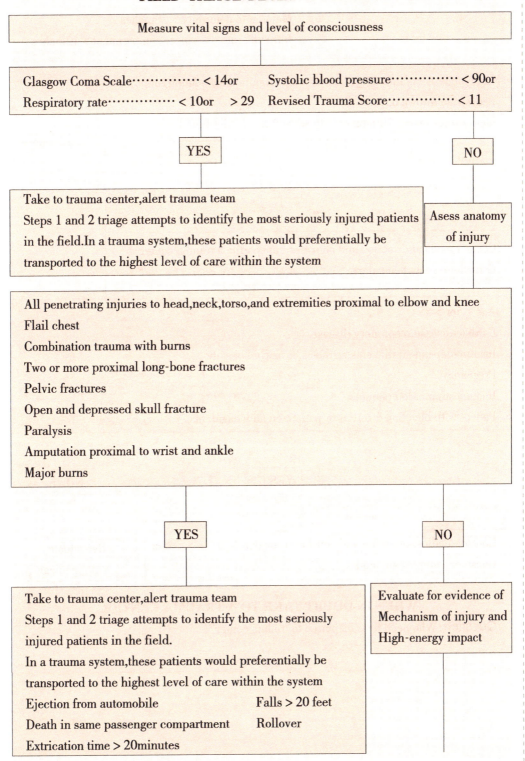

Measure vital signs and level of consciousness

Glasgow Coma Scale·············· < 14or   Systolic blood pressure·············· < 90or

Respiratory rate·············· < 10or   > 29   Revised Trauma Score·············· < 11

YES   **NO**

Take to trauma center,alert trauma team

Steps 1 and 2 triage attempts to identify the most seriously injured patients in the field.In a trauma system,these patients would preferentially be transported to the highest level of care within the system

Asess anatomy of injury

All penetrating injuries to head,neck,torso,and extremities proximal to elbow and knee

Flail chest

Combination trauma with burns

Two or more proximal long-bone fractures

Pelvic fractures

Open and depressed skull fracture

Paralysis

Amputation proximal to wrist and ankle

Major burns

YES   **NO**

Take to trauma center,alert trauma team

Steps 1 and 2 triage attempts to identify the most seriously injured patients in the field.

In a trauma system,these patients would preferentially be transported to the highest level of care within the system

Ejection from automobile   Falls > 20 feet

Death in same passenger compartment   Rollover

Extrication time > 20minutes

Evaluate for evidence of Mechanism of injury and High-energy impact

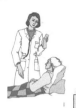

急
救
护
理

High-speed auto crash
          Initial speed > 40mph
           Major auto deformity > 20inches
           Intrusion into passenger compartment > 12inches

Auto-pedestrian/auto-bicycle injury with significant(> 5mph)impact
Pedestrian thrown or run over
Motorcycle crash > 20 mph or with separation of rider from bike

YES   NO

Contact medical direction and consider transport to a trauma center
Consider trauma team alert

Age < 5or > 55
Cardiac disease,respiratory disease
Insulin-dependent diabetes,cirrhosis,or morbid obesity
Pregnancy
Immunosuppressed patients
Patient with bleeding disorder or patient on anticoagulants

YES   NO

Contact medical direction and consider transport to trauma center
Consider trauma team alert

Reevaluate
with medical

WHEN IN DOUBT TAKE TO A TRAUMA CENTER

Question: Who need be transported to trauma center?

第三单元　急诊科救护

（Nursing in Emergency Department）

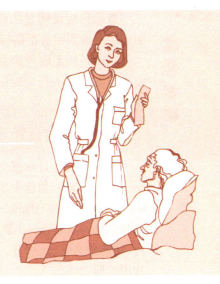

　　急诊科（emergency department）是急诊病人入院救治的必经之地，除了承担接收急诊病人的任务外，还承担院前急救、意外灾害性事故的抢救工作，是医院急、危、重症病人最集中、病种最多、病情最复杂的科室。急诊科工作的好坏直接关系到病人的生命安危及以后的康复。急诊科的工作水平高低，直接反映了医院的管理水平和医疗护理质量。

第一节　急诊科设置
（Units of Emergency Department）

一、急诊科设置与布局的原则

　　急诊科作为医院的一个独立科室，直接面向社会，接受的是急、危、重症病人。急诊科的设置与布局要从应急出发，以方便急诊病人就诊治疗为原则。

　　急诊科应设在医院门诊部（outpatient department）最显著的位置，占地宽敞，相对独立，自成一区，有独立的进出口；应方便汽车出入与停放。门厅要宽敞，可以停放运送病人的推车和轮椅等；应有电话警铃设施。

　　进入急诊大门，应设挂号室和分诊室或分诊台（triage room），备有平车、轮椅等物品供病人使用。急诊观察室（emergency observing room）和急诊抢救室（emergency treating room）应设置在靠近入口的门厅处，便于急诊病人就诊和危重病人的抢救。

　　急诊科的其他辅助科室如收费处、药房等可设在急诊大厅，这样可避免病人和家属往返走动，并设置坐椅，便于等候。小儿急诊室要与成人急诊室分开设置，有单独的出入口，避免交叉感染（cross infection）。

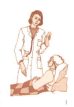

急诊科应设明显的科室标志和急诊科示意图,方便病人及家属就诊;白天可在地面或墙上看到明显指路标记,晚上有指示灯指明路线。

急诊科的走廊与诊室应有充足的光线和足够的照明,空气流通,通道宽敞,两侧围墙上应安装病人行走时的扶栏,围墙、地面应便于清洁打扫,地面注意防滑,防止病人跌伤。

二、急诊科设置

急诊科设有分诊室、急救室(emergency treating room)、各科急诊诊疗室(emergency consulting room)、急诊手术室(emergency operating room)、急诊留观室(emergency observing room)、治疗室(therapeutic room)、急诊监护室(emergency intensive care unit,EICU)、隔离室(isolating room)等。同时设有相应的辅助科室如挂号室、收费室、检验科、放射科、功能检查室、药房等。检验科、放射科、功能检查室等辅助科室也可采取门诊、急诊共用的形式。

1. 分诊室　分诊室是急诊病人就诊的第一站,应设在急诊科入口明显位置。一般由有经验的护士接诊,具体负责分诊和挂号工作。要配备电话机、对讲机、信号灯、呼叫设备等,以便及时寻找医生和护士。还需配备各种检查物品(如血压计、听诊器、体温计、压舌板、手电筒等)和医疗护理文件登记表格、常用检验单等。

2. 急救室　急救室应设置在靠近分诊室处,由专职急救人员负责抢救工作。应有足够的空间便于各种抢救活动。

抢救床最好是多功能的,可以升降,并能拍摄X线。屋顶设环形静脉输液架,床头设中心给氧装置、中心吸引装置。抢救室需备有抢救病人必需的仪器设备、物品和药品。

主要监护和抢救设备有心电图机(electrocardiograph)、心电监护仪(electrocardiomonitor)、除颤器(defibrillator)、心脏起搏器(cardiac pacemaker)、呼吸机(respirator)、电动洗胃机(electric washing machine for stomachs)、胃肠减压器(gastrointestinal decompression machine)等。

重要抢救物品有输液(infusion)、输血(blood transfusion)、导尿(catheterization)、各种穿刺、静脉切开(phlebotomy)、气管插管(tracheal intubation)、气管切开(tracheotomy)等用品,以及各种抢救包(如开胸包、胸腔减压包)、导管、无菌物品等。

常用急救药品有抗休克药、心血管药、中枢兴奋药、镇静镇痛药、止血药、解毒药、利尿药、洗胃灌肠用药、外用药及常用液体等。

3. 各科急诊诊疗室　一般医院设有内科、外科、妇产科、儿科等分科急诊诊室,室内按各专科特点备齐急诊需要的各科器械和抢救用品。

4. 急诊手术室　急诊手术室主要接收急诊外科的急、危、重症病人,经过抢救和初步处理后,对需要手术挽救生命者,应安排在急诊手术室手术。一般急诊手术由专科医生施行。

5. 急诊留观室　当医生根据急诊病人的病情认为暂不需要住院治疗,但是有可能发生意外者,或者一时难以确诊的病人,可留住急诊留观室进行短期观察治疗。大、中型医院的急诊留观室的设施同普通病房。

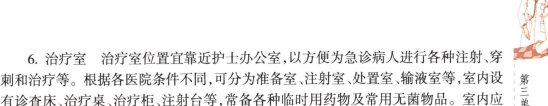

6. 治疗室　治疗室位置宜靠近护士办公室,以方便为急诊病人进行各种注射、穿刺和治疗等。根据各医院条件不同,可分为准备室、注射室、处置室、输液室等,室内设有诊查床、治疗桌、治疗柜、注射台等,常备各种临时用药物及常用无菌物品。室内应安装空气消毒设备、照明设备及脚踏式洗手池。

7. 急诊监护室　急诊监护室是根据急诊科工作性质和特点而设立的,收治严重创伤、随时有生命危险或病情危重、不易搬动、需要监护抢救的病人。急诊监护室的出现,形成了院前急救、急诊科与EICU三位一体,连续不间断的救护系统。

8. 隔离室　应与分诊台临近,位于急诊科一角,遇有疑似传染病病人,分诊护士应及时通知专科医生到隔离室诊治。凡确诊为传染病的病人,应就地隔离,及时转送入院。

第二节　急诊科护理
(Nursing in Emergency Department)

一、急诊科的接诊范围

凡是急性疾病、慢性疾病急性发作、急性创伤、异物进入人体内给人体造成极度痛苦或生命处于危险状态的病人都属于急诊科的接诊范围。主要包括如下。

1. 内科

(1) 呼吸、心搏骤停。

(2) 各种危象。

(3) 急性心力衰竭、心肌梗死、心绞痛、严重心律失常。

(4) 急性发热(腋温在38℃以上)或中暑。

(5) 急性呼吸困难、发绀、窒息。

(6) 急性内出血,如大咯血、呕血、便血等。

(7) 急性炎症,如重症肺炎、急性胰腺炎、急性脑膜炎等。

(8) 昏迷、晕厥、抽搐、癫痫发作、休克。

(9) 脑血管意外,高血压脑病。

(10) 各种中毒,如食物中毒、药物中毒、气体中毒等。

(11) 重症血液病。

2. 外科

(1) 急腹症。

(2) 各种创伤,如脑、胸、腹、四肢等部位的损伤以及新鲜骨折、脱位,动物咬伤等。

(3) 急性感染,如败血症、手指或脚趾感染、急性乳腺炎等。

(4) 急性泌尿系统疾病,如尿石症、急性尿潴留等。

3. 妇产科

(1) 阴道流血　流产、功能性子宫出血、产前大出血、宫颈癌大出血、前置胎盘、葡萄胎等。

（2）急性腹痛　异位妊娠、卵巢囊肿蒂扭转、黄体破裂、子宫破裂等。

（3）急性损伤　外阴及阴道损伤、子宫穿孔等。

（4）急性发热　产褥感染、急性附件炎等。

（5）急产、难产、早期破水、脐带脱垂等。

4. 儿科参照内科,尚有

（1）急性呕吐、腹泻伴脱水。

（2）突发剧烈腹痛。

（3）新生儿体温不升。

5. 五官科

（1）外伤　眼的擦伤、挫伤、烧伤,口腔颌面部外伤,下颌关节脱臼等。

（2）急性炎症　急性扁桃体炎、急性中耳炎等。

（3）出血　大量鼻出血、眼内出血。

（4）误入异物　呼吸道异物等。

6. 皮肤科　急性皮炎、荨麻疹、带状疱疹、急性过敏性疾病等。

7. 其他　自缢、淹溺、电击伤、烈性传染病等。

二、急诊科护理工作程序

1. 接诊　病人就诊时,常以急性症状为主诉。接诊护士要凭借扎实的专业知识、丰富的临床经验及对各种急性症状的鉴别诊断能力,通过观察、询问获取信息,初步了解病人的病情,决定进一步处理的顺序。

对救护车转来的病人或重伤(severe trauma)、急性中毒(acute intoxication)、严重出血(severe hemorrhage)、发病急骤等病人,护理人员应主动到急诊室门口接待病人,与护送人员简单交接,并迅速判断伤病严重程度,危重者立即送抢救室急救。

2. 评估　应掌握的原则是突出重点、紧急评估、快速分类。护士要熟练运用诊断检查(视、触、叩、听、嗅)的方法,尽可能多地收集有关病情的资料,注意不可忽视潜在的危险因素。体检的重点首先是生命体征的观察及测量。观察病人的意识、精神状况,瞳孔大小、对光反射,皮肤颜色等。测量血压(blood pressure)、脉搏(pulse)、呼吸(respiration)、体温(temperature)。特别注意对出血、疼痛及创伤等的检查与分析。根据病情需要,可做必要的检验,如血、尿、便常规和血糖,血、尿淀粉酶等测定。

3. 分诊　通过接诊和体检,初步判断病人的病情,科学、合理、快速地安排病人到相应的专科诊室就诊。遇有危重病人,先抢救再挂号,争取最佳时机。对等待诊治的病人,也不可掉以轻心,要随时进行观察,必要时重新评估、紧急处理。

4. 抢救与监测　经过预检分诊,危重病人立即送入急救室或EICU进行抢救和监护治疗。

5. 治疗与护理　对于一般急诊病人,遵医嘱(doctor order)给予相应的治疗与护理。注意观察其病情变化。

6. 送病人离开急诊科　联系专科病房或做好转院准备,做好其间的衔接工作;对于经急诊治疗护理康复后出院的病人,注意做好健康宣教。

三、急诊科护理管理

（一）急诊科护理组织管理形式

医院业务主管院长或护理副院长分管护理部,急诊科护士长接受护理部和急诊科主任的双重领导,护士接受科主任和护士长双重领导,以护士长为主。

（二）急诊科护理质量要求

急诊科护理质量是急诊科护理管理的核心问题。良好的急诊科护理质量是急诊科取得良好治疗效果的重要保证。从病人的角度对急救护理工作制定管理目标,并根据目标确定急救护理管理的规章与措施,认真落实,做到有监督、有检查、有评价。

1. 急救护理管理的质量标准要求　急诊科要建立各项完整的护理规章制度和各级护理人员的岗位职责,制定预防和控制医院感染(nosocomial infection)的措施。要求常规物品消毒合格率为100%,急救物品准备完好率为100%,使护理工作达到科学化、标准化、制度化的要求。

2. 制定护理技术标准和业务考核内容　急诊科护理管理要高度重视护理人员的专业知识学习,严格护理技术操作规程(nursing technic procedures),要求护士掌握规范的抢救工作程序,熟悉抢救药品、仪器的使用,达到与医疗水平相适应的专科护理技术水平。这不仅是成功抢救急、危、重症病人的重要保证,也直接关系到医院的良好社会形象和信誉。

3. 制定护理文件书写的质量标准　护理文件包括各种急诊登记本、护理病历、体温单、长期和临时医嘱、抢救和监护记录、交班报告等。护理文件的书写是护理质量、护理人员工作态度及专业水平的客观反映,也是护士的基本功。因此,要求护士书写工整,病情描写准确,重点突出,记录及时、可靠。

（三）急诊科主要工作制度

医院规章制度是实行科学管理的基础,是医护人员行为的规范和准则。急诊科的规章制度要从急诊工作的服务性、责任性、技术性原则出发,根据其特点和要求而制定。主要工作制度有:各类人员岗位职责制,首诊负责制度,预检分诊制度,交接班制度,急诊留观制度,病情记录及疫情报告制度,急诊抢救室、治疗室、处置室、ICU 等工作制度,出诊救护制度,救护车使用制度以及各部门消毒隔离制度等。

四、急救护理中的法律问题

急救护士常常会接触到各种意外伤害事故如交通事故、斗殴致伤、自杀、他杀等,病人进入医院后,当事双方对治疗有着不同的要求,双方的矛盾容易转移到医护人员身上。所以,护士在整个护理过程中,要有高度责任心,良好的职业道德,严格遵守规章制度、操作规程。同时应有法律意识,加强自我保护。

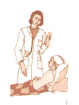

（一）护士在护理急救病人过程中容易出现的常见法律问题

1. **因责任心不强而导致的法律问题** 急诊护士要有急诊意识和高度责任心，从接诊病人开始就要意识到这是突发的紧急事件，需要密切观察和迅速行动，漫不经心或疏忽大意轻则导致侵犯病人权益，重则酿成犯罪。例如，护士因疏忽大意，给未行青霉素过敏试验（penicillin allergy test）的病人注射了青霉素，若病人因过敏性休克（anaphylactic shock）而死亡，则护士要承担法律责任。

2. **执行医嘱过程中的法律问题**

（1）医嘱是医生对病人施行诊断和治疗的依据，具有法律效应。一般情况下，护士对医嘱应该遵照执行，随意签改医嘱，无故不执行医嘱是违法行为。但是护士发现医嘱有明显的错误，违反了诊疗常规，则护士有权拒绝执行医嘱。护士如知道医嘱可能造成对病人的损害却仍遵照执行，将共同承担由此对病人造成严重后果所引起的法律责任。例如，护士机械地执行"10%氯化钾10 ml 静脉推注"的错误医嘱，导致病人死亡，护士对此后果将承担相应的法律责任。

（2）急救工作常常面临争分夺秒的抢救，紧急情况下来不及书写医嘱，因此口头医嘱在急救工作中是很常见的医嘱形式。护士一定要注意"三清一核对"，准确执行医嘱，谨防忙中出错。各种急救药品用完后的安瓿、输液空瓶和空袋子等要集中放在一起，以便核对和计数。

3. **护理记录的法律问题** 护士对病人姓名、性别、年龄、职业、工作单位、地址、电话号码要填写完整，对到院时间、接诊时间、病人离院或死亡时间都要准确记录，对护理评估应详细记录，尤其对生命体征记录应写明具体数据，所有护理记录应与医生病历一致。护理病历要简明扼要、重点突出、清晰准确，及时完成，对抢救来不及记录者，允许在4 h内如实追记。病历要注意保管，切勿遗失或涂毁。

4. **急救设备、仪器及药品的法律问题** 各种急救所用设备仪器及药品均需定人保管、定点放置、定期消毒、及时补足，并且不得外借，防止急救时因物品不足耽误病人抢救；对于麻醉药品，应防止因保管不善而违法使用。

（二）正确处理涉及法律问题的病人

1. 对交通事故、斗殴致伤、自杀、他杀及其他涉及法律问题的病人，无论其是否能够偿付医疗费用，均应实行人道主义精神，急诊护士有配合医生为其提供紧急救治的义务，不得拒绝急救处理。同时应增强法制观念，提高警惕，遇到涉及法律问题的病人要立即通知急诊科主任、医务处，并报告公安部门。

2. 病历书写应实事求是，准确清楚，病历要注意保管，切勿遗失或涂毁。

3. 开具验伤单及诊断证明时要实事求是，并经上级医师核准。对医疗工作以外的问题不随便发表自己的看法。

4. 危重病人转送入院或进行辅助检查时，应有医护人员在场。

5. 若是服毒病人，必须将病人的呕吐物、排泄物留下送毒物鉴定。若是昏迷病人，需与陪送者共同检查其财物，有家属在场时应交给家属（要有第三者在场），若无家属，由值班护士代为保管,但应同时有两人签写财物清单。

6. 紧急抢救或手术而病人单位领导或亲属不在,或医护人员对病人死因有怀疑者应立即通知医院总值班及公安部门。

7. 涉及法律问题的病人在留观期间,应有家属或公安人员陪守。

在积极救治同时应提高自我保护意识,遇有干扰治疗及护理者,应冷静应对,同时通知医院保卫科或拨打"110",以保护自身安全。

思考题

(一) 多选题

1. 下列哪些属于急诊范围?

A. 大咯血　　B. 急性心力衰竭　　C. 腹泻　　D. 昏迷　　E. 急性腹痛

2. 对急诊病人的处理中应注意

A. 应迅速办理就诊手续,然后抢救

B. 对病情复杂者,难以确定科别的,按首诊负责制处理

C. 病情危重者可不填写抢救记录

D. 经抢救病情平稳后方可转入病房

E. 转送危重病人时应有护士陪送

3. Emergency treating room 必备的急救药品有

A. 抗休克药　　B. 中枢兴奋药　　C. 镇静药　　D. 解毒药　　E. 抗生素

4. 关于急诊科的布局,哪些是正确的?

A. 急诊科要远离住院部　　　　B. 要有宽敞的出入口通道

C. 分诊室设立在入口明显位置　　D. 抢救室设在靠近急诊科的进门处

E. 治疗室宜靠近护士办公室

5. Emergency treating room 要常备的监护和抢救设备有

A. electrocardiograph　　B. electrocardiomonitor　　C. defibrillator

D. cardiac pacemaker　　E. respirator

6. 对急救仪器设备的管理,哪些是正确的?

A. 定人保管　　B. 定点放置　　C. 定期消毒

D. 及时补足　　E. 外借时一定要登记

(二) 阅读理解

The Principles of First Aid

There are a number of important general principles of first aid that everyone should know because they might save another's life. The first and most important of these is succinctly expressed in the famous Latin phrase Primum Non Nocere: 'First of all, do no harm' Inexperienced people may unknowingly act unwisely when faced with some one who is injured or suddenly taken ill. They may attempt to pour drinks into the mouth of the casualty, even an unconscious one, which is a good way to choke him. Or they may try to sit him up or walk him around, when most people who are injured or ill need to be kept lying down. Before giving aid to the casualty knowledge is essential, that is it might be better not to disturb him at all. And without training heart massage, for example, can be fatal.

Next it is essential to keep calm and to give reassurance. Many people panic at the sight of an injured person and this has a bad effect upon the patient. Keep cool; have someone telephone for an ambulance, stay at the patient's side(unless there is no one else to go for help), and most important, reassure him that help is on the way.

As far as positive action is concerned, it is vital to keep the air passage open. Many unconscious people die because the passage leading from the nose and mouth to the lungs is blocked by blood or vomit, by loose or false teeth, or by the tongue falling back into the throat. Deaths from blockage can almost always be prevented if someone is there to take action.

When dealing with an unconscious patient prompt action is essential. Tight clothing around the neck should be loosened and any material blocking the air passage should be removed, including dentures. If his breathing continues to be noisy this is an indication that there is still some obstruction that must be removed.

Any heavy bleeding or hemorrhage must be stopped. If a large artery is spurting or if a major vein is pouring blood any person, but particularly a child, can bleed to death in a few minutes. The way to stop bleeding is to press firmly and keep pressing for at least ten minutes at the place where the blood is coming out. Ideally, it is best to place a sterile pad on the bleeding site, but in an emergency a clean handkerchief will do. When a person's life is at stake, use the fingers if nothing else is available.

Question: What are the principles of first aid?

第四单元　重症监护病房
（Intensive Care Unit）

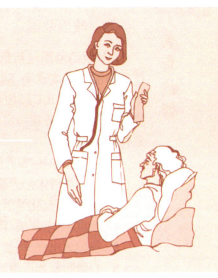

一、概述

重症监护病房又称加强医疗病房，是应用先进的诊断方法和监测技术，集中优良的技术设备和精干的医护人员，对危重症病人进行连续而细致的观察，并采取及时、积极的治疗措施和高质量的护理，以抢救病人生命的集中医疗单元。ICU是抢救危重病人最有效的组织形式，在ICU内病人经过全面系统的检查、监测，积极的治疗与护理，从而提高了抢救的成功率、治愈率，降低了致残率和病死率。建立ICU已成为医院设施完善和发展的需要，成为完善EMSS的重要组成部分。

我国20世纪80年代初期，先后在各大医院建立了各种ICU，ICU模式可分为以下三种模式。

1. 专科ICU　是专门为收治某个专科危重病人设立的，由某专业科室管理，如心内科ICU（cardiac care unit，CCU）、呼吸内科ICU（respiratory care unit，RCU）、新生儿ICU（neonatal intensive care unit，NICU）、儿科ICU（pediatric intensive care unit，PICU）等，其不足是只能接受本专业的危重病人的抢救。

2. 部分综合ICU　介于专科ICU与综合ICU之间，由医院内较大的一级临床科室为基础组成的ICU，如外科ICU（surgery intensive care unit，SICU）、内科ICU（internal medicine intensive care unit）、麻醉科ICU（anaesthesia intensive care unit）等。

3. 综合ICU　是一个独立的临床业务科室，由医院直接管理，主要收治医院各科室的危重病人。

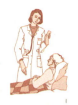

二、收治范围

ICU收治范围包括急救中心及临床各科室的危重病人,即呼吸循环等重要脏器有严重功能不全或衰竭,随时有生命危险的病人。大多数危重病人来自急救现场、急诊室或手术室,在ICU经加强监护治疗后,度过危险阶段,待呼吸、循环、代谢等系统功能稳定后,再转入普通病房。一般病人住ICU 3~5天,病情复杂者2~4周。具体收治对象包括如下。

1. 急性心肌梗死、严重心律失常、急性心力衰竭、持续或不稳定型心绞痛的病人。
2. 各种类型休克、严重创伤、复合伤引起的多器官衰竭(multiple organ failure)的病人。
3. 急性物理、化学因素所致的疾病,如中毒、溺水、触电、虫蛇咬伤、中暑等病人。
4. 严重水、电解质、渗透压和酸碱失衡的病人。
5. 各类大出血、突然昏迷、抽搐、呼吸衰竭等各系统器官衰竭的病人。
6. 心肺脑复苏后需对其功能进行较长时间支持的病人。
7. 各种术后重症病人或年龄较大,术后易发生意外的高危病人。
8. 严重的代谢性疾病病人。
9. 器官移植术后及其他需要加强护理的病人。

第二节 ICU的建设
(Construction of ICU)

一、ICU的布局、设施

ICU建设布局必须科学、合理、符合卫生学的要求,防止病原微生物通过各种渠道(如空气、各种仪器管道、污水及污物处理等为媒介)引起交叉感染。

(一) ICU的布局

1. 整体布局 ICU的布局是多种多样的,有的以护士站为中心,周围一圈为监护室,每间可容纳2个病人,面积约30 m²;有的以护士站为中心,对面是扇形排列的监护病床;有的为通仓式,床与床之间置屏布。其他辅助设施,有的在ICU内,有的在ICU外,但指导原则都是便于抢救,减少环境污染。ICU设有20 m²左右的隔离病房,ICU每个单元一般设2~4张床。每张床单元占地面积应在15 m²以上,以方便工作人员进行监护和抢救。

2. 防污染要求

(1)卫生设备 ICU前方要求设有缓冲室,内设更衣柜、浴室、手的清洗与消毒设备,洗手池的水龙头应为触摸式、脚踏式开关或光感应式自动开关。ICU门口最好有风铃设施,以除去进入ICU人员衣物上附着的部分污染物。

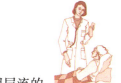

（2）通气设备现代化　ICU房间内应有良好的通气设备，最好的设施是用层流的净化空气进行通气。温度应保持在20～22℃，湿度在50%～60%。

（3）隔离病房　ICU应设有隔离病房，对于传染性疾病的危重病人或术后抵抗力低下的病人，可收住其内。

（4）病室要求　ICU最理想的病床设置是单床一室，床单位上方应安装30 W紫外线灯，每日消毒2次，每次30～60 min。定期进行物体表面及室内空气培养，严格控制细菌菌落数，空气＜200 cfu /m³，物体表面＜5 cfu / m²。

（5）通道　ICU的病人进出通道应与工作人员的进出通道分开，以免引起感染。

3. 地理位置　ICU应建在医院最清洁的区域内，为了抢救病人的需要，ICU应根据其特点，与相关科室接近，如与手术室、血库、化验室、放射科等科室接近，并在各通道标上醒目的指示牌。

4. 辅助间的设置　包括护士长与医生办公室、护士休息室、小化验室、清洁间、污物间等。

（二）ICU的设备

ICU设备应根据医院、ICU的规模来定。一般综合性ICU的要求较全，而专科ICU要求较精，总体设备要求如下。

1. 基本设备　配备易于推动且有多种卧位功能的病床。床头应配有中心供氧、中心负压吸引、多用插座照明灯、轨道式输液架、空调、应急灯等。

2. 监测设备　每张床必须配备床边监护仪，可连续监测并显示体温、心率、心电图（electrocardiogram）、呼吸、血压参数与波形、血氧饱和度（blood oxygen saturation）等基本项目。另外，ICU内还需配备：心电图记录仪、中央监护网络系统、中心静脉压（central venous pressure，CVP）监测装置、脉搏和血氧饱和度监测仪、直接动脉压监测装置、颅内压（intracranial pressure）监测与脑室引流（ventricular drainage）装置、漂浮肺动脉导管（pulmonary artery catheter）等。

3. 急救设备　常用的急救设备有呼吸机（respirator）、除颤器（defibrillator）、心肺复苏仪（cardiopulmonary instrument）、简易人工呼吸器（simple respirator）、直接咽喉镜（direct pharyngoscope）与气管插管（tracheal intubation）、输液泵（infusion pump）与微量注射泵、各种急救包（气管切开包、静脉切开包、开胸包等）、主动脉内气囊反搏（intra-aortic balloon vessel resistance，LABP）器、腹膜透析（peritoneal dialysis，PD）装置、血液透析机（dialyser）等。

4. 其他辅助设备　输液架、病床制动器、升、降温机、电暖气、降温帽、防褥疮垫、紫外线照射推车等。

5. 急救药品　心血管系统用药、呼吸系统用药、兴奋呼吸中枢的药物、血管扩张药、利尿药及脱水药、促凝血药及抗凝药、碱性药物、抗过敏药物、麻醉药物、钙制剂等。

二、ICU的管理

ICU内危重病人病种多，病情变化快，同时，又有许多先进的医疗设备对病人进行

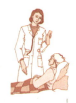

持续的生命体征的监护,医护人员对于病人的病情变化要给予及时的处理,因此,对护理人员及ICU的管理提出了更高的要求。ICU的管理主要包括以下几个方面。

(一) 组织管理

ICU实行院长领导下的科主任负责制。科主任负责科内全面工作,定期查房、组织会诊和主持抢救工作。医生的配备采取固定与抢救相结合的形式。护士长负责ICU的管理工作,包括安排护理人员工作、检查护理质量、监督医嘱执行情况及护理文书书写等。

(二) 各项规章制度的管理

制定执行各种完善的规章制度是做好抢救工作的基本保障。如各级医务人员岗位责任制,入室出室、转送病人制度,查房制度,交接班制度,消毒隔离制度,探视制度,观察记录制度,设备的使用、维修、保养制度等。

(三) ICU护理人员的管理

1. ICU护理人员编制　ICU床位数可根据医院规模、总床位数及某科室需要监护的病人的数量来确定。一般综合性医院,综合ICU床位占总床位的1%～2%。护理人员与ICU总床位数之比为3～4:1。具有4～12张床位的ICU,一般配护士长1～2名,在班护士人数与床位之比为1:1或1:2,护工2名。医师总数与ICU床位数之比为1.5～2:1。护士以本科生和大专生为首选对象,要求护士年轻化和相对固定。

2. ICU护理人员素质要求　为了完成ICU工作,实现ICU内护理质量的管理目标,要求护士要有扎实的危重病医学与护理学的基础理论及专业知识;要熟练掌握各种现代化的监测装置的操作技能,能对各种常见重症和器官移植病人进行护理;要有ICU管理能力和优质的服务态度。ICU的护士都要经过严格筛选和训练,护士毕业后,应进行多科室(包括内科、外科、急诊科等)的轮转实习,然后再进行ICU专业监护技术培训3～6个月,经考试合格后,获得ICU护士注册证书,方可上岗。

3. 各级人员工作职责

(1) 护士长工作职责　负责制订ICU护理工作计划并组织实施,参加病人的急救与护理,督促与检查护士执行各项规章制度、操作技术规程,严防差错事故的发生。

(2) 护士工作职责　严格执行工作程序与各项规章制度,熟练掌握各种监护仪的使用,严密监测病人各系统的病情变化,以及水、电解质、酸碱平衡情况,准确记录出入量,积极参加抢救,认真交接出入ICU的每位病人,做好心理护理。

(3) 卫生员工作职责　严格执行ICU的清洁与消毒隔离制度,负责ICU环境与病人的痰杯、便器、卫生用品的清洁和消毒,清除污物和垃圾,完成外送工作。

(四) ICU设备的管理

制定各种仪器设备的使用和管理制度。如呼吸机的消毒与保养、输液泵的使用程序及保养、监护仪的操作程序及保养、除颤器的使用及保养。建立仪器设备专人负责管理的制度。

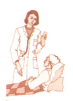
（五）ICU 药品的管理

ICU 内应建立药品的分类与数量配备标准及药品领取、使用与专人保管制度。药品应放置在易取之处，以免延误抢救时间。

（六）ICU 危重症护理常规

建立 ICU 危重症护理常规如心肺脑复苏常规、常见危重症监护常规、各种引流护理常规、监测技术操作常规及基础护理常规等。

（七）ICU 感染的管理

ICU 内应建立严格的消毒管理制度、感染监测制度（如物品、环境、空气消毒及微生物监测制度），避免交叉感染。

1. ICU 感染常见的原因　① 易感人群密集；② 介入性检查和治疗多；③ 因血容量减少致网状内皮系统功能抑制；④ 抗生素应用不合理；⑤ 医疗仪器消毒与灭菌不彻底；⑥ 室内环境污染与无菌技术操作不严格。

2. ICU 感染的预防　引起 ICU 感染的因素极为复杂，病人、外环境和病原体是发生感染的主要环节，为了减少 ICU 感染的发生，需做好消毒、隔离、净化，对媒介因素、易感人群等采取相应的控制措施。主要预防与控制工作包括以下几个方面。

（1）ICU 工作人员守则　① 衣物的更换：进入 ICU 前，必须先更衣、换鞋、戴帽子和口罩，外出时加穿隔离衣，更换外出鞋。所用衣、帽、口罩应每日清洁。② 严格执行无菌操作技术。③ 建立良好的洗手制度：在接触两名病人间隙，执行各种操作及无菌操作前后，处理便器后，以及进入或离开 ICU 时，均要认真进行手的清洗。必要时，洗手后再用 75% 乙醇擦拭消毒。定期进行手的消毒效果监测，ICU 工作人员洗手后，细菌总数 $< 5\ cfu/cm^2$，不能检出致病菌。

（2）ICU 感染的预防　① 加强医务人员对 ICU 的认识：ICU 医务人员应树立积极、主动、高度负责和强烈的预防意识，严格遵守 ICU 操作规程，强化无菌意识。② 加强对 ICU 病人进行感染监测：对营养不良、使用激素、免疫抑制剂、安置多种导管者给予特殊的观察，并尽早采取措施，预防感染的发生；对病人要适当隔离，合理防护，加强基础护理，避免口腔、肺部、皮肤或泌尿系统感染的发生。③ 对外环境采取的措施：保持室内清洁，室内墙壁、地面、桌面、设施、物品等用消毒液擦拭，定期消毒处理，并进行空气消毒；病人出院、转出、死亡后随即对床单位进行终末消毒。④ 其他：严格掌握用药指征，合理使用抗生素。

第三节　ICU 的监护
(Monitoring in ICU)

在 ICU 内利用先进的仪器对危重病人进行持续多方面的监测，根据所得的资料进

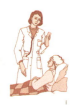

行综合分析,从而采取相应的治疗与护理措施,达到抢救生命,治愈疾病的目的。临床上常从以下几方面进行监护。

一、循环系统监护

(一)临床观察

1. 意识　意识是循环功能监测的直接指标,如循环功能障碍使中枢神经系统的血流灌注量减少时,可使病人出现意识障碍如嗜睡、昏迷等。

2. 皮肤色泽　皮肤色泽是反映外周循环状况的基础指标,微循环灌注不足,可使病人出现口唇、甲床发绀,皮肤色泽暗淡。如皮肤出现干燥、皱褶,提示脱水;皮肤表面紧张发亮提示水肿。

3. 体温　体温是反映周围循环血容量的重要指标,微循环灌注不足,体温可降低。

4. 脉搏　脉搏的强弱、频率有助于判断循环功能的状况。

5. 尿量　如尿量 < 30 ml/h,尿相对密度增加并固定,提示组织灌注不足。

(二)心电监护(electrocardiographic monitoring)

心电监护是应用综合监护导联,通过荧光屏连续显示出心电图的波形,以了解并完整反映心脏的电活动状态;通过心电监护可及早发现心律失常;了解心律失常的性质和程度;了解心肌供血情况;指导临床应用抗心律失常药物。

(三)血流动力学监测(hemodynamics monitoring)

1. 心率　正常心率在 60 ~ 100 次/min,当心率 > 160 次/min 或 < 50 次/min 时,心排出量减少。

2. 中心静脉压(central venous pressure,CVP)　CVP 反映右心房或上、下腔静脉近右心房处的压力及右心室充盈压的变化,正常值为 5 ~ 12 cmH$_2$O。一般 CVP 升高见于右心衰竭、三尖瓣关闭不全、心脏压塞、补液量过快过多;CVP 降低见于血容量不足等。临床常结合动脉压来综合分析,见表4-1。

表4-1　动脉压与中心静脉压变化的临床意义及处理原则

项　目	临床意义	处　理
BP↑,CVP↑	外周血管阻力增高或循环负荷过重	血管扩张药或利尿剂
BP↓,CVP↓	有效血容量不足	补充血容量
BP↓,CVP正常	有效血容量不足或心排出量减少	强心升压药、少量输血
BP↓,CVP进行性↑	心脏压塞或严重心功能不全	强心与利尿药,手术治疗心脏压塞
BP正常,CVP↑	容量负荷过重或右心衰竭	使用强心药与利尿药

3. 动脉压(arterial pressure,AP)　动脉压是维持各组织器官血流灌注的基本条件。动脉压的监测方法包括:①　无创血压测量(non-invasive blood pressure measurement):包括袖套测压和自动化无创伤动脉压监测;②　动脉穿刺插管直接测压法:是一

种有创伤性的测量血压的方法,可通过仪器来显示动脉压的波形了解心脏的情况及有无心律失常。

4. 肺毛细血管楔压(pulmonary capillary wedge pressure,PCWP)与肺动脉舒张末期压(end-diastolic pulmonary artery pressure)　可较好地反映左房平均压及左室舒张末期压(LVEDP)。两者相差 ± 2 mmHg,PCWP升高,见于左心功能不全、心源性休克、二尖瓣狭窄、二尖瓣关闭不全、左室顺应性下降或血容量过多。PCWP降低见于血容量不足。PCWP > 30 mmHg(4.0 kPa)提示发生急性肺充血。

5. 心排血量(cardiac output,CO)与心脏指数(cardiac output index,CI)　CO是监护左心功能的最重要指标。CO轻度减少,CI为2.3 ~ 2.6 L/(min·m²),病人没有低灌注临床表现,且血压正常;CO显著减少,CI为1.8 ~ 2.2 L/(min·m²)时,临床表现为低灌注状态,可出现低血压;CO极度减少,CI < 1.8 L/(min·m²)时,则出现心源性休克。

6. 血流动力学监测指标变化及处理　临床根据血流动力学监测指标变化来进行不同的处理与抢救(表4-2)。

表4-2　血流动力学监测指标变化及处理原则

组　　别	BP	CVP	LVEDP	CO	处　　理
1	→	↑	↑	→	利尿、扩血管
2	→↓	↓	↓	↓	补充血容量
3	→↑	↑	↑	↓	扩血管、利尿
4	↓	→	→	→	使用血管收缩药
5	↓	↑	↑	↓	综合治疗

注:→表示正常,↓表示下降,↑表示上升。

二、呼吸系统监护

(一) 意识状态

当缺氧与二氧化碳潴留时,可出现神志改变、烦躁、嗜睡、昏迷等。

(二) 皮肤颜色变化

缺氧可引起发绀。

(三) 呼吸运动的监测

注意呼吸频率、节律、深度的改变。异常呼吸形式有哮喘性呼吸、紧促式呼吸、叹息式呼吸、蝉鸣性呼吸、鼾音呼吸、点头式呼吸、潮氏呼吸等。

(四) 呼吸功能监测

1. 肺容量的监测　进行床边监测简单易行,具有指导意义的是潮气量与肺活量。

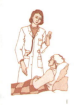
（1）潮气量（VT）　正常为 500 ml 左右。潮气量增大见于中枢神经系统性疾病、酸中毒所致的过度通气。潮气量减少见于肺纤维化、肺梗死、肺淤血等。

（2）肺活量（VC）　正常肺活量为 30～70 ml/kg，临床上 < 15 ml/kg，即为呼吸机使用指征。

（3）肺泡通气量（VA）　呼吸越浅促，肺泡通气量的减少越显著。

（4）功能残气量（FRC）　是平静呼吸后肺内残留的气量。FRC 减补呼气量即为残气量。残气量占肺活量百分比正常为 20%～30%。FRC 严重降低，可致小气道狭窄关闭，如不能及时纠正可致肺萎陷和肺不张。

2. 肺通气功能测定

（1）每分通气量（V 或 VE）　正常成人男性 6.5 L，女性为 5 L，小于 3 L 为通气不足，大于 10 L 为通气增量。

（2）每分肺泡通气量（VA）　肺泡通气不足，可引起缺氧与二氧化碳潴留。

（3）最大通气量（MMV）　正常成年男性 104 L/min，女性为 82.5 L/min。

（4）用力呼气量（FEV）或用力肺活量（FVC）　测定 1、2、3 s 呼出气量占肺活量的百分比，即 1 秒率（forced expiratory volume in first second，FEV1.0）、2 秒率（FEV2.0）、3 秒率（FEV3.0），正常为 88%、96%、99%。

（五）血气分析（blood-gas analysis）

血气分析有助于对呼吸状态的全面的分析和判断，成为危重病人抢救的重要监测指标。

（六）脉搏氧饱和度［$Sp(O_2)$］监测

$Sp(O_2)$ 监测是利用脉搏氧饱和度仪（pulse oximetry monitor，POM）来测量病人的氧饱和度，且能够无创持续经皮监测血氧饱和度，测定时把探头放在手指、足趾、耳垂及鼻等处，小儿探头可放在手掌或足背与足底。正常值吸空气时不小于 95%～97%，吸氧时为 99%～100%，新生儿不小于 91%～94%。$Sa(O_2)$ 比 $pa(O_2)$ 的变化更灵敏，连续监测可早期发现低氧血症。

三、消化系统监护

（一）胃肠张力计对组织氧和状态的监测

胃肠张力计能准确和敏感地反映组织氧和状态，并能监测胃肠黏膜内 pH（Phi），对判断急、危、重症病人病情，指导急诊急救治疗及预后判定都有极大的帮助与临床实用价值。

1. 工作原理及操作要领

（1）将配制好的生理盐水装入计量容器中。

（2）检查硅胶球囊透气情况并做校对。

（3）通过标本管把计量容器中的生理盐水注入球囊，使之充盈，并与胃肠黏膜密

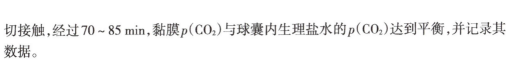

切接触,经过 $70 \sim 85$ min,黏膜 $p(CO_2)$ 与球囊内生理盐水的 $p(CO_2)$ 达到平衡,并记录其数据。

（4）抽出已达到平衡的生理盐水,用血气分析仪测定其 $p(CO_2)$,同时抽取动脉血测 H_2CO_3,将以上各参数代入修订的 Henderson-Hassebalch 公式即可求出 Phi。

一般 Phi < 7.32 为异常,数值越低,预后越差;Phi < 7.24 一般都有消化道出血。

2. 适应证　严重低心排血量综合征(low cardiac output syndrome)、感染性休克、严重急性呼吸衰竭、重症急性胰腺炎、烧伤病人疑有组织灌注异常时。

（二）肝功能监测

包括酶学监测、血清胆红素、血氨和支链氨基酸/芳香氨基酸比例(BCAA/AAA)、血清总蛋白(total protein,TP)及清蛋白(albumin,Alb)与球蛋白(globulin,Glob)比值测定等。

四、神经系统监护

（一）一般监测

1. 意识障碍　意识障碍常用昏迷指数(Glasgow Coma Scale,GCS)来评估。GCS 监测能较好地评估颅脑损伤的程度,为颅脑损伤的治疗、护理和判断预后提供帮助。

2. 瞳孔　瞳孔变化是颅内疾病、药物中毒等病情变化的重要指征,观察瞳孔的变化对于危重病人的抢救具有重要意义。

3. 生命体征　颅内压升高到一定程度,可表现为血压上升,脉搏缓慢有力,呼吸深慢或不规则,如进一步发展可有血压下降,心率快而弱,呼吸不规则甚至停止。

（二）颅内压的监测

颅内压监测目的是,了解颅内占位性病灶的动态变化;观察和评价脱水药、降颅内压药物的治疗效果;根据颅内压变化决定保守治疗或手术治疗。颅内压正常值为 $80 \sim 180$ mmH$_2$O,儿童为 $50 \sim 100$ mmH$_2$O,超过 200 mmH$_2$O 时为颅内压增高(intracranial hypertension)。

1. 颅内压的监测方法

（1）硬膜外压(epidural pressure,EDP)监测　将压力传感器置于硬脑膜与颅骨板之间,传感器的电线通过皮肤切口与监护仪相连,描记压力曲线。该方法操作简单、安全,可减少颅内感染,监测时间可较长。

（2）硬膜下压(subdural pressure)监测　导管置于硬膜下,与测出的颅内压相似,因切开硬脑膜,易发生感染。

（3）脑室液压(ventricular fluid pressure)监测　颅骨钻孔后将导管置入脑室内。利用脑室液将压力传导出并记录。该方法临床上最常用,缺点是容易发生感染,因此,置管时间不超过1周。

（4）终池压(terminal cisternal pressure)监测　即腰椎穿刺测压。在腰蛛网膜下隙、

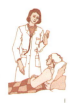
颅内感染等需脑脊液持续引流的病人,可通过腰椎穿刺将细硅胶管置入终池内行脑脊液 (cerebrospinal fluid)引流,同时利用三通开关,通过传感器与监护仪相连来监测颅内压。

2. 颅内压监测中的护理

(1)保持导管的通畅　防止导管受压曲折。颅内压波形正常,表明导管通畅;波幅变小,表明导管不通畅,可能有碎化脑组织或凝血块存在;如波幅变平,表明导管脱落或受压曲折。应及时报告医生处理。

(2)准确记录颅内压的变化　监护仪上所显示的颅内压力有峰值、谷值、平均值3个参数,记录时以平均值为准。

(3)预防感染　脑室内导管放置时间不应超过1周。监护中注意观察体温、血象、脑脊液颜色及其红细胞与白细胞数值等变化。

(4)出血的护理　穿刺点的出血大多不需处理,如出血继续,则需开颅手术行血肿清除,应配合医生迅速做好术前准备。

(5)预防脑脊液漏　导管放置时间长可形成窦道,应随时更换敷料,保持局部皮肤清洁与干燥,拔管后应将置管处皮肤缝合一针。

五、泌尿系统监护

1. 尿量　成人正常尿量为1 000~2 000 ml/24 h,少于400 ml/24 h为少尿,少于100 ml/24 h为无尿。

2. 水与电解质平衡的监护　评估水肿的情况及有无电解质紊乱,如高血钾(hyperkaliemia)、低血钾(hypokaliemia)、低血钠(hyponatremia)等。

3. 尿毒症的监护　危重期给予持续心电监护,监测生命体征、意识状态、心肺功能。观察有无脑水肿与肺水肿等表现,并给予强心、利尿、降压等措施。

4. 肾功能的监测

(1)肾小球功能监测　包括内生肌酐清除率(Ccr)、血尿素氮(BUN)、血肌酐(Scr)等。
(2)肾小管功能监测　包括昼夜尿相对密度试验、尿/血渗透压比值等。

第四节　ICU病人的护理
(Nursing in ICU)

ICU内危重病人病种多,病情复杂,因此护士除了需要掌握各种监测技术、抢救技术外,还应对病人进行全面、整体的护理,使病人得到身心的恢复。

一、转入的护理

1. 危重病人转入ICU,一般由ICU医生、护士及病人家属陪同,ICU护士应了解病人的诊断、病情、转入治疗目的,并准备相应的床单位。要进行以下内容的交接。

(1)意识状态、体温、血压、脉搏、呼吸状态。

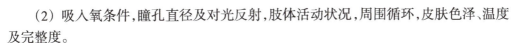

（2）吸入氧条件，瞳孔直径及对光反射，肢体活动状况，周围循环，皮肤色泽、温度及完整度。

（3）心电图、血气分析、血糖及电解质最近一次检查结果。

（4）现有静脉通路及输入液体种类、速度；治疗药物；各种引流管（导尿管、胃管、胸腹腔引流管等）是否通畅、引流量及颜色。

（5）药物过敏史、专科护理要求。

（6）向病人介绍主管医生及护士。

2. 根据病情需要准备所需记录单：护理记录单、护理病历、输液单及有关脏器功能监测表格等，并将上述入室检查逐一做详细记录。其记录可作为以后病情分析的基础资料。

3. 妥善安置病人后，与家属交谈：ICU病室监护特点、探视制度，留下联系电话及住址等。病情十分危重、变化急剧者，请家属在病室外等候，以便随时联系。

二、护理评估

从病人及家属那里尽可能采集详细的病史，进行全面的护理体检：包括基本生命体征、意识状态、呼吸功能、饮食习惯及营养、四肢活动情况、生活自理能力、皮肤、排泄等。还应注意其生活习惯、病人的心理状态，了解其对疾病的治疗信心及护理要求，最后填写护理病历首页。护理表格书写要有科学性、系统性及逻辑性，内容要完整，用词要准确，要有可靠的参考价值。

三、一般护理

ICU病人均给予一级生活护理，保持口腔的清洁卫生；保持皮肤的清洁和完整，防止压疮；加强营养，不能进食者应根据病情给予鼻饲饮食。给予持续的心电图、心率、呼吸频率监测；给氧治疗；保证两条有效的静脉通路；留置导尿管，维持各引流管通畅；记录24 h出入量。观察各系统监测指标，出现异常及时与医生联系处理；观察用药后病情的变化，观察并发症的发生并早期预防。

四、心理护理

ICU病人通常从手术室、急诊室或医院内的其他科室转入。清醒病人常因对疾病的恐惧被置于生疏环境和应用各种复杂的仪器监测设施，而造成严重的心理失衡。因此，对于ICU病人进行心理护理是非常有必要的。

1. 改善环境　给病人营造一个安静、安全、整洁、舒适的休息环境，以减少恐惧和焦虑。使用各种仪器时操作动作要轻；尽量减小监护以及报警器的音量；放置仪器尽量避免靠近病人头部；同时应使医疗护理操作集中。其次，ICU环境设置尽量家庭化，增加生活气息，缓解病人的紧张情绪，尽量避免使病人看到同病室危重病人被抢救的场面，以及其他危重病人的恶病质状态。

2. 加强护患交流　对神志清楚的病人可根据他们的病情、社会地位、文化背景等因素选择合适的交流方式，准确判断病人所要表达的意图，及时给予解答，减轻病人的精神负担和疾病痛苦;对气管插管或气管切开的病人可以用笔或手势来交流、表达思想,尽量满足病人的需求;对于不同程度的意识障碍病人,护理人员不能不闻不问,应进行相应的意识恢复训练。如意识模糊病人,纠正其错误概念或定向错误,提供病人熟悉的物品如照片等,帮助病人恢复记忆力。对嗜睡病人避免各种精神刺激,对昏迷病人,也应经常与病人交谈,进行病情观察,促进其意识的恢复。

五、常见ICU感染的预防与控制

(一)肺部感染(pulmonary infection)

以革兰阴性杆菌感染多见,如克雷白氏杆菌、铜绿假单胞菌、大肠杆菌、变形杆菌等。其预防与控制措施如下。

1. 严格执行无菌操作。吸痰时用无菌吸痰管,戴无菌手套。

2. 对气管插管者,每日晨、晚做口腔护理。

3. 对气管切开者应每24 h换药一次,应用无菌蒸馏水进行气道雾化或湿化。

4. 指导病人做肺功能训练,鼓励做深吸气与咳痰运动,定时翻身拍背,清除呼吸道分泌物,保持呼吸道通畅。有肺部感染者,应进行抗感染治疗。手术后,病情平稳者应鼓励其尽早从床上坐起活动。

(二)尿路感染(urethra infection)

常见的病原菌中80%为革兰阴性杆菌,以肠杆菌和假单胞菌属最多见;革兰阳性球菌约占20%。其预防与控制措施如下。

1. 严格掌握导尿的适应证,导尿时严格遵守无菌操作技术。

2. 保持留置导尿引流装置的无菌,保持引流通畅,导尿引流装置每周更换2次,每日进行膀胱冲洗,病情允许时,尽早拔除尿管。如发生尿路感染,必须立即拔除尿管,并让病人大量饮水,进食易消化食物,补充足够的热量与维生素,根据药敏试验选用抗生素进行治疗。

六、健康教育

正确评估病人的身体状况、心理状况、社会文化背景、以往学习经历、学习能力及健康需求,针对病情确立教育目标,制订合理的教育计划使病人达到知识、信念、态度和行为的转变。

思考题

(一)单选题

1. 关于CVP的描述,错误的是

A. CVP反映右心室前负荷和血容量　　B. CVP是反映左心功能的间接指标

C. CVP大于15 cmH$_2$O提示右心功能不良　D. CVP连续监测比单次监测更有意义

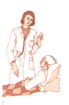

E. 正常值为 $5 \sim 12\ cmH_2O$

2. 以下对于肾功能监测的叙述,错误的是

A. 血BUN和Scr是监测肾小球滤过功能的指标

B. 尿量监测是最直接的指标

C. Ccr是反映肾小管功能的指标

D. 尿/血渗透压比值反映肾小管浓缩功能

E. Ccr是反映肾小球滤过率最敏感的指标

3. ICU中较为合理的护士与床位数之比为

A. 1:2 B. 1:1 C. $2 \sim 3:1$ D. $3 \sim 4:1$ E. $4 \sim 5:1$

4. 下列哪种疾病不是ICU收治的对象?

A. 严重心肌梗死 B. 严重低钾血症 C. MODS D. 肺癌 E. 各种类型休克

5. 某烧伤病人,血压70/50 mmHg,中心静脉压 $3\ cmH_2O$,该病人为

A. 血容量绝对不足 B. 血容量相对不足

C. 左心功能不全 D. 右心功能不全

E. 应用升压药物

6. 下列关于漂浮导管的说法,错误的是

A. 只监测左心室功能 B. 可区别心源性与非心源性肺水肿

C. 可为临床治疗提供指导 D. 监测的基本原理是PAWP=LAP=LVEDP

E. 可直接监测PCWP

7. 下面关于ICU感染的预防,错误的是

A. 吸痰时用无菌吸痰管,不必戴无菌手套 B. 操作前后均需洗手

C. 对tracheotomy者应每24 h换药一次 D. ICU内每日用紫外线消毒40 min

E. 如发生尿路感染,必须立即拔除尿管

(二) 多选题

1. ICU内需重点监测的有

A. 心血管功能监测 B. 体温监测 C. 呼吸功能监测

D. 水、电解质酸碱监测 E. 以上都不是

2. 肺容量的监测不包括

A. 潮气量 B. 时间肺活量 C. 每分通气量

D. 功能残气量 E. 生理无效腔

3. 用漂浮导管可了解的指标有

A. RAP B. PAP C. CI D. PAWP E. 以上都不是

(三) 阅读理解

Indications for Intracranial Pressure Monitoring

The main goal of ICP monitoring is to guide therapies and interventions for cerebral injury. ICP monitoring is often based on the patient's risk of further neurologic injury as determined by the primary intracranial pathologic condition, coexisting systematic injuries, the patient's condition reflected by such measures as the GCS, and neuroimaging by CT or magnetic resonance imaging of the head. The Brain Trauma Foundation has provided guidelines for ICP monitoring in severe traumatic brain injury. It is appropriate to monitor ICP in patients with severe head injury in association with (1)a GCS score of 3 to 8 after cardiopulmonary resuscitation with an abnormal head CT scan (hematoma, contusions, edema, and compressed basal cisterns)or (2)a normal head CT scan with two or more of the following:age over 40 years, unilateral or bilateral posturing, and systolic blood pressure greater than 90 mmHg. Information from the Traumatic Coma Data Bank shows that GCS can be used to predict the likelihood of increased ICP. In patients with a GCS score below 8 and a head CT showing compression of basal cisterns and a midline shift of more than 5mm, ICP elevation is highly likely and ICP monitoring is indicated. However, in patients under 40 years of age with a GCS score below 8, patent cisterns observed on head CT, intact pupillary reflex and motor activity, and absense of anoxia or hypotension, ICP elevation is unlikely.

The preceding guidelines apply to head injury, and their direct applicability to other conditions is less clear. However, when considering an individual patient's risk for secondary cerebral injury as evidenced by worsening clinical status and neuroimaging clinicians may elect to monitor ICP to facilitate therapy. Such conditions in which ICP monitoring may be useful include intracranial tumors or masses, massive ischemic strokes, intracranial hemorrhage, cerebral edema, and hydrocephalus.

Occasionally, clinical situations arise in which the indication for placement of an ICP monitor is less clear In some of these patients a toxin, drug, or alcohol may be the most apparent or likely cause of depressed neurologic function Although toxicology screening results are important, laboratory evidence of intoxication does not exclude the presence of intracranial hypertension. Given such a situation, it is wise to assess the risks and benefits of monitoring. We believe that ICP monitoring is preferable for comatose patients whose disease carries a high risk of intracranial hypertension. The detection of intracranial hypertension often leads to therapy, while the presence of normal ICP confirms that the present therapy is adequate to keep ICP normal or shows that factors other than ICP may be causing the neurologic dysfunction. If the ICP remains normal and the clinical condition suggests no risk of ICP elevation after 24 to 48 hours of observation, the ICP monitor can be removed.

Question：What are the indications for intracranial pressure monitoring?

第五单元　常用急救技术

（**Common Emergency Techniques**）

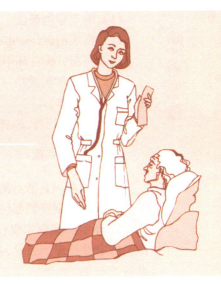

第一节　环甲膜穿刺术
（Cricothyroidcentesis）

一、目的

急性上呼吸道梗阻（upper respiratory tract obstruction）而没有条件立即建立其他人工呼吸通道时，行环甲膜穿刺术，以达到立即通畅呼吸道，抢救病人生命的目的。

二、适应证

1. 各种原因引起的上呼吸道完全或不完全阻塞。
2. 牙关紧闭经鼻插管失败。
3. 喉头水肿及颈部或颌面部外伤致气道阻塞需立即通气急救者。
4. 3岁以下的小儿不宜做环甲膜切开（cricothyroidotomy）者。

三、术前护理

1. 检查用物是否齐全　16号注射针头、T形管、氧气、氧气管道等。
2. 病人准备　病人多数已昏迷，且病情紧急，因此要用最短的时间向病人家属说明抢救的必要性，取得家属的理解与支持。

四、术中护理

1. 体位（position）　病人头部保持正中，尽可能后仰。
2. 协助医生完成操作，其步骤如下。

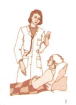
（1）确定穿刺部位　以甲状软骨下和环状软骨上的环甲间韧带作为穿刺部位。

（2）常规消毒（sterilization）、铺巾（紧急情况下可免除）。

（3）将粗针头在环甲膜上垂直刺入，通过皮肤、筋膜及环甲膜，进入气道。

（4）确定穿刺成功　方法为挤压双侧胸部，发现气体自针头逸出或用空针抽吸时很容易抽出气体。

（5）连接T形管，经针头吸氧或进行高频人工呼吸。

五、术后护理

1. 接口必须紧密不漏气。

2. 注意观察穿刺部位，如有明显出血应注意止血，以免血液反流入气管内。

3. 环甲膜穿刺术仅仅是呼吸复苏（pulmonary resuscitation）的一种急救措施，不能作为确定性处理。因此，在初期复苏后应做好气管切开（tracheotomy）或异物摘除术的准备工作。

第二节　气管插管术
（Tracheal Intubation）

一、目的

解除急性上呼吸道梗阻、清除呼吸道分泌物、维持气道通畅和进行辅助呼吸。

二、适应证

1. 气管梗阻。

2. 窒息（choking）或呼吸、心搏骤停。

3. 各种原因引起的呼吸衰竭（respiratory failure）。

4. 各种全麻或静脉复合麻醉者。

三、禁忌证

1. 喉头水肿、咽喉部血肿、呼吸道急性炎症。

2. 下呼吸道分泌物潴留所致呼吸困难（dyspnea），难以从插管内清除者。

3. 主动脉瘤压迫气管。

4. 颈椎骨折、脱位者。

四、术前护理

1. 检查用物是否齐全　用物包括喉镜、气管导管（endotracheal tube，ET tube）和管芯、开口器、压舌板、牙垫、喉头喷雾器、插管钳、注射器、吸痰管、听诊器、胶布等。要检查喉镜灯泡是否明亮,套囊有无漏气等。

2. 病人准备　对意识清醒者,给予必要的解释、安慰,取得病人的信任与合作。对家属说明插管的必要性,取得家属的理解与支持。

五、术中护理

1. 安置病人体位　取仰卧位,头后仰,使口、咽、气管位于一条轴线,如喉头暴露不好,可在肩下垫一薄枕,使头尽量后仰。

2. 协助医生完成气管插管　气管插管方法根据插管途径可分为经口腔插管和经鼻腔插管,根据插管时是否使用喉镜暴露声门,分为明视插管和盲探插管。下面介绍临床应用最广泛的经口明视插管法的插管步骤。

（1）取仰卧位姿势。

（2）左手拿喉镜,经病人右口角置入(图5-1),同时将舌推向左侧,缓慢推进,见到会咽壁后,镜叶移向正中线,继续前进到会厌,上提喉镜,暴露声门(图5-2)。

（3）暴露声门后,右手持润滑过的气管导管,对准声门,紧贴镜叶左侧,在声门开大时轻轻插入(图5-3)。当导管进入声门1 cm左右,迅速拔除导管芯,将导管继续旋转深入气管,成人约4 cm,小儿约2 cm。

（4）放入牙垫,退出镜片。检查气管导管位置是否正确。检查方法:听诊双肺,若双侧呼吸音对称,提示位置适当;若不对称,说明插管过深,应拔出导管少许;若未闻及呼吸者,提示导管误入食管,应退出重插。

（5）确定气管导管位置正确无误后,用胶布妥善固定导管和牙垫,用注射器向气管气囊内注入气体5~7 ml。并将气管导管与呼吸机连接,进行呼吸支持。

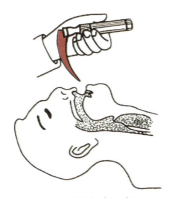

图5-1　喉镜经右口角置入

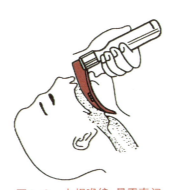

图5-2　上提喉镜,暴露声门

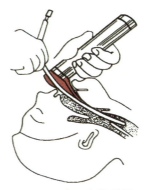

图5-3　插入气管导管

六、术后护理

1. 一般护理

（1）严密观察病人的生命体征,包括意识、体温、脉搏、呼吸、血压。

（2）导管固定要牢固,防止病人在躁动、翻身时牵拉脱出,随时更换失效胶布。

（3）保持口、鼻腔清洁。插管后病人禁食,并经胃管进行鼻饲,进食和饮水不经过

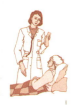
口腔,易致口腔疾病和加重口腔异味,因此,要加强口腔护理,随时清除口、鼻分泌物,可用生理盐水、3%过氧化氢溶液清洗口腔。经常用温水棉签擦洗鼻腔,湿润鼻黏膜,还可用液状石蜡涂于口唇和鼻腔,后者的目的是保护鼻黏膜。

2. 气囊护理　要经常检查气囊有无漏气失效。气囊注气要适量,以控制在呼吸时不漏气的最小气量为宜,注气量一般为5～7 ml,为防止气管壁黏膜长时间受压而发生局部缺血性损伤,每4～6 h要做短时间的气囊放气1次,休息5～10 min后再充气。

3. 保持气道通畅　要定时抽吸呼吸道分泌物,若分泌物黏稠,可先向导管内注入生理盐水2～4 ml稀释痰液后再进行负压吸引。每次吸引时间不可太久,以10～15 s为宜,负压不可太大,以免损伤气道黏膜。吸痰时要严格执行无菌操作(aseptic technique)。

4. 常见并发症的观察与护理

（1）窒息　引起窒息的常见原因有导管堵塞、脱出、呼吸机功能障碍等。护理上要加强护理和观察,要第一时间发现问题,迅速查找原因,立即处理。

（2）肺部感染(pulmonary infection)、肺不张(atelectasis)　多因呼吸道分泌物堵塞、气管抽吸时不注意无菌技术,导管插入过深,机体抵抗力下降等原因所致。护理上要随时清除呼吸道分泌物;监控气管插管,防止下滑或插入过深;使用抗生素预防感染;严密观察病人的全身情况和呼吸道情况,出现问题及时报告医生,配合处理。

（3）插管术后喉炎　为长时间插管所致,表现为拔管后声嘶、刺激性咳嗽、严重时出现吸气性呼吸困难。处理方法为1%肾上腺素1 ml和地塞米松5 mg加入生理盐水10 ml做雾化吸入,每日3～4次,有呼吸困难者可再作气管插管或气管切开。

5. 拔管护理

（1）拔管前要进行深呼吸、咳痰训练,以便拔管后能自行清理呼吸道。

（2）拔管时嘱病人深呼吸,在呼气末拔管。

（3）拔管后给予鼻导管吸氧,观察病人有无声嘶、喉头哮鸣音、呼吸困难等表现。

（4）拔管后禁食24 h,以防呛咳、误吸。

第三节　气管切开术
(Tracheotomy)

一、目的

防止或迅速解除呼吸道阻塞(respiratory tract obstruction),或取出不能经喉取出的较大的气管内异物。

二、适应证

1. 喉头梗阻(laryngeal obstruction)导致缺氧窒息者。

2. 下呼吸道分泌物阻塞者。

3. 需较长时间使用呼吸机(respirator)辅助呼吸者。

4. 需行气管内麻醉(endotracheal anesthesia)而不能经口鼻插管者,呼吸道异物不能经喉取出者。

三、禁忌证

1. 严重出血性疾病。

2. 气管切开部位以下占位性病变引起的呼吸道阻塞。

四、术前护理

1. **检查用物是否齐全**　包括气管切开包1套、无菌手套、皮肤消毒用品、1%普鲁卡因、生理盐水、吸引器、吸痰管等。气管切开包1套,包括气管导管1套(小儿0~3号,成人4~6号),尖、弯头剪刀各1把,有齿、无齿镊各1把,直止血钳4把,弯盘1个,药杯1个,5 ml注射器1支,7号针头2个,3号刀柄2个,尖、圆刀片各1片,气管钩2个,挂钩4个,三角缝针2个,中钳4把,导尿管2根,气管垫2块,治疗巾4块,纱布8块,缝线2卷。

2. **病人准备**　病人多为急重症病人,气管切开又是创伤性手术,病人心理负担很重,因此术前一定要注意安慰和鼓励病人,给予足够的心理支持,使病人配合手术。要向病人及家属说明手术的必要性,取得家属的理解和支持。

五、术中护理

1. **体位**　病人取仰卧位,垫肩、头后仰,保持正中位。如呼吸困难严重不能仰卧位时,可取半卧位或坐位手术。小儿要固定头部。

2. **协助医生完成气管切开术**

(1) 麻醉(anesthesia)　一般采用局部浸润性麻醉(regional infiltration anesthesia),昏迷者可不用麻醉,病人躁动、抽搐或不配合者以及儿童可酌用全麻(general anesthesia)、基础麻醉(basal anesthesia)。

(2) 手术区常规消毒、铺无菌巾。

(3) 自环状软骨下缘至胸骨上凹一横指处做3~5 cm正中切口,逐层分离,暴露气管(图5-4)。

(4) 切开第3~4或第4~5气管软骨环,吸出气管内分泌物及血液。

(5) 插入合适的气管导管,将导管的带子缚于颈后固定。导管周围可堵塞引流纱布条1根,次日取出。用中间剪开的纱布在导管下两侧覆盖切口。

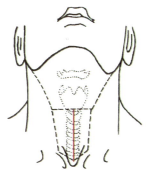

图5-4　气管切开部位

六、术后护理

1. **保持套管内管通畅**　这是术后护理的关键,通常4~6 h清洗套管内管1次,清洗消毒后立即放回。内套管取出时间不可超过30 min,以免外套管管腔因分泌物干稠结

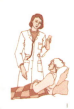

痂而堵塞。如分泌物较多,可增加清洗次数。

2. 保持气道通畅、湿润　注意气道湿化,避免因气道干燥致纤毛运动障碍、痰痂形成,阻塞气道。不进行机械通气时,套管口可用1～2层无菌盐水纱布覆盖,既可湿润气道,又可防止异物进入。

及时吸除气道内分泌物,吸痰管管径不可太大,一般不超过金属内导管管径的1/2,以免阻塞气道。分泌物黏稠者,可用雾化吸入,定时向套管内滴入生理盐水、抗生素及糜蛋白酶,以稀释痰液。

3. 克服语言交流障碍　气管切开术后,出现发音困难,可通过仔细观察病人表情、动作来领会所表达的意思,也可为病人准备纸、笔,鼓励其笔谈或做手势来表达自己的情感与要求。必要时用手指堵住气管套管口说话,说一句后松开手指,交替进行,可以进行有效交流。

4. 预防切开感染　保持颈部切口清洁,及时更换敷料。要注意观察切口是否有红、肿、热、痛,分泌物增多等感染征象。

5. 吸氧　气管切开病人的吸氧,不可将氧气导管直接插入内套管,而需用"J"字形管或氧罩。

6. 及时处理套管阻塞或脱出　气管切开后病人再次发生呼吸困难,应考虑:① 套管内管阻塞:迅速拔出套管内管,清洁后再放入。② 套管外管阻塞:拔出内管,滴入抗生素药液,吸除管内分泌物。③ 套管脱出:立即重新插入。

7. 常见并发症护理

(1) 皮下气肿　空气经气管切口漏入颈部软组织中形成皮下气肿,一般在24 h内停止发展,1周左右自行吸收。轻者不需处理;重者应拆除伤口缝线,以利气体逸出。

(2) 纵隔气肿　若皮下气肿伴呼吸困难,听诊心音低而远,叩诊心浊音界不明,应考虑纵隔气肿,立即报告医生,及时处理。

(3) 出血　多因术中损伤血管,止血不彻底或血管结扎线头脱落所致。应观察脉搏、血压及面色,注意伤口出血情况及伤口敷料浸血情况。

8. 拔管护理

(1) 经治疗,喉梗阻及下呼吸道阻塞症状解除,呼吸恢复正常,可考虑拔管。

(2) 拔管前先用木塞(或硬橡胶塞)堵管24～48 h,无呼吸困难,报告医生决定拔管。

(3) 拔管后1～2天,注意观察呼吸情况。

第四节　中心静脉穿刺插管术
(Central Venous Catheterization)

一、目的

1. 建立有效静脉途径。

2. 监测中心静脉压（central venous pressure, CVP）。

二、适应证

1. 长期静脉内滴注高浓度或刺激性强的药物，或完全胃肠道外营养（total parenteral nutrition）者。

2. 长期静脉输液而外周静脉穿刺困难者。

3. 急救时需快速静脉灌注、输血者。

4. 右心导管检查或置入临时心内起搏器者。

5. 血流动力学监测。

三、禁忌证

1. 有出血倾向。

2. 穿刺部位皮肤有感染。

3. 锁骨下静脉、颈内静脉、股静脉通路上存在损伤或梗死。

4. 不能取肩高头低位的呼吸困难者、胸膜顶上升的肺气肿病人、胸廓畸形及极度衰竭的病人通常禁忌做锁骨下静脉穿刺插管术。

四、术前护理

1. 物品准备　穿刺针，血管扩张器，金属引导丝，皮肤消毒用物及无菌手套，无菌包（缝线 1 卷、缝合针 1 根、无菌纱布 2～3 块、手术刀片 1 把），三通连接管及其他用物。

2. 环境准备　术前清理探视人员，病室安静整洁安全，温、湿度适宜，采光良好。

3. 病人准备

（1）心理准备　护理人员要认真分析和了解病人不同的心理状态，介绍手术的重要性和必要性，减轻病人思想负担，增强其安全感和信心。

（2）皮肤准备　是否充分直接影响到导管感染的发生率，是预防导管感染的重要环节。备皮方法及范围参见《成人护理》相关章节。

（3）普鲁卡因皮试。

五、术中护理

（一）锁骨下静脉穿刺术（subclavicular venous catheterization）

1. 确定穿刺点　锁骨下静脉（subclavian vein）的解剖位置：锁骨下静脉起自腋静脉，与颈内静脉汇合形成无名静脉进入胸腔。它跨行于第一肋骨上方，行走在锁骨中段的下方。

（1）第一进针点　锁骨中点内侧 1～2 cm 或者锁骨中点与中、内 1/3 交点之间，是最常用的穿刺点，一般在锁骨下缘进针，多选右侧。

（2）第二进针点　在胸锁乳突肌锁骨端外侧缘与锁骨上缘所形成的夹角的平分线顶端外 0.5 cm 处，沿锁骨上缘进针，针头指向胸锁关节。

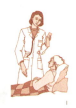

2. 步骤

（1）协助病人采取合适体位。行右侧锁骨下静脉插管时,病人采取仰卧位,头偏向左侧,右肩部垫高;操作者站在病人右侧,定位穿刺点,做好标记。

（2）常规皮肤消毒,铺孔巾,戴无菌手套,必要时穿无菌手术衣。

（3）检查静脉导管是否完好,用生理盐水冲洗,排出空气后备用。

（4）用1%～2%普鲁卡因局部浸润麻醉,取装有肝素盐水的注射器,接18号穿刺针,或者取带有导管的套管针。

（5）第一进针点穿刺时,针头与颌面成30°～35°,针尖指向胸骨上凹处进针,在针头触及锁骨下缘时,转向深部避开锁骨,然后转至与胸壁平衡的角度,继续向胸骨上凹推进。见回血再继续前进2～3 cm(图5-5)。第二进针点穿刺时,进针角度为30°～40°,针尖指向胸锁关节,边进针边抽回血,一般进针2.5～4 cm达锁骨下静脉(图5-6)。

（6）左手固定穿刺针,右手取下注射器,若用套管针穿刺应左手固定外套管,右手退出针芯。然后,通过针头或者套管插入引导丝(图5-7),退出针头或套管,保留引导丝(图5-8)。

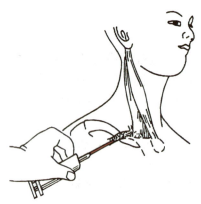

图5-5　经锁骨下途径插管

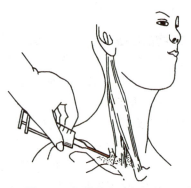

图5-6　经锁骨上途径插管

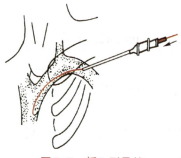

图5-7　插入引导丝

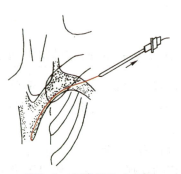

图5-8　退出针头或套管

（7）用血管扩张器经引导丝插入皮肤和皮下,进入血管。再将导管通过其中空插

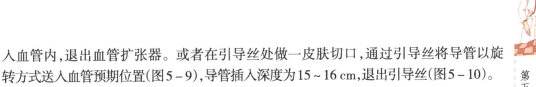

入血管内,退出血管扩张器。或者在引导丝处做一皮肤切口,通过引导丝将导管以旋转方式送入血管预期位置(图5-9),导管插入深度为15~16 cm,退出引导丝(图5-10)。

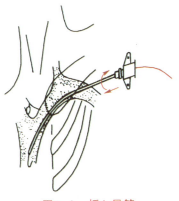

图5-9　插入导管

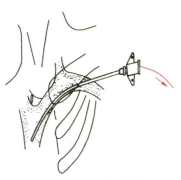

图5-10　退出引导丝

(8) 用缝线将导管固定在皮肤上,外盖覆料并固定。

（二）颈内静脉穿刺插管术（internal jugular venous catheterization）

1. 确定穿刺点　颈内静脉在颈部被胸锁乳突肌覆盖,上段位于颈总动脉及胸锁乳突肌前缘外侧,下段位于胸锁乳突肌锁骨头内后缘,其内侧深处为颈总动脉,其下行于胸锁关节深面与锁骨下静脉汇合为无名静脉(图5-11)。临床上常选右侧颈内静脉穿刺插管。

(1) 前路进针点　胸锁乳突肌前缘中点或稍上方。

(2) 中路进针点　由胸锁乳突肌的胸骨头、锁骨头及锁骨组成的三角形称胸锁乳突肌三角,该区域的顶点为穿刺点。

(3) 后路进针点　胸锁乳突肌后缘中、下1/3交界处进针(图5-12)。

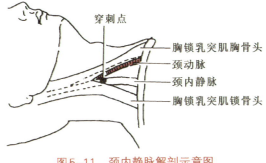

图5-11　颈内静脉解剖示意图

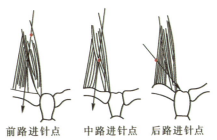

图5-12　颈内静脉穿刺路径示意图

2. 步骤

(1) 病人平卧,头低20°~30°,或肩下垫一枕暴露颈部,头转向对侧(一般多取右侧穿刺),双上肢平放于躯体两侧。

(2) ~ (5) 同锁骨下静脉穿刺术。

（6）由穿刺点进针,穿刺方向进针后与矢状面平行,与冠状面成30°,向下向后及稍向外进针,指向胸锁关节的下后方,边进针边抽回血,一般进针2～3 cm达颈内静脉。

（7）其余同锁骨下静脉穿刺术,导管插入深度为14～15 cm。

（三）股静脉穿刺插管术（Femoral venous catheterization）

1. 确定穿刺点　腹股沟韧带下方中部股动脉搏动最明显部位内侧0.5～1.0 cm处。

2. 步骤

（1）病人取仰卧位,下肢伸直略外展外旋与身体长轴成45°,大腿下垫一小枕,小腿弯曲与大腿成90°。

（2）～（5）同锁骨下静脉穿刺术。

（6）术者立于穿刺侧,以左手示指在腹股沟韧带下方中部扪清动脉搏动最明显部位,在其内侧0.5～1.0 cm处,以示指、中指分开并压迫股静脉;右手持穿刺针,在腹股沟韧带下2～3 cm,股动脉内侧0.5 cm处,与皮肤成30°～45°刺入,边进针边抽回血,一般进针2～5 cm达股静脉。

（7）其余同锁骨下静脉穿刺术,导管插入深度为25～30 cm。

六、术后护理

1. 加强心理护理,在整个检查、治疗、监护的过程中要有专人护理,随时询问病人的感觉,帮助病人分析其原因,教给病人解决问题的办法,给予病人精神鼓励、心理支持和生活的全面照顾。

2. 保持插管周围清洁干燥,按时换药。并观察局部有无红肿,导管位置有无变化,皮下有无渗液,缝线是否松动。出现以上情况,应及时采取相应措施。

3. 防止血液在导管内凝聚,经常用稀释肝素盐水冲管。如已发生凝血,应先用注射器抽出血凝块,再注入药液或边抽边拔管,切忌将凝血块推入血管。

4. 如液体外渗,原因可能是导管老化、折断、脱出,应立即拔出导管。

5. 如输液不畅,可能是:① 导管弯曲受压或滑出血管外;② 固定导管过紧;③ 头部体位不当。应针对原因,及时处理。

6. 输入高渗溶液或静脉高营养液后用等渗液体冲洗管道,以防堵塞。

7. 严格执行无菌操作,以防发生感染。观察病人体温变化,定期查血象。如有不明原因的高热,应想到是否为导管感染引起,必要时应拔除导管,并做导管头部血液细菌培养。

8. 由于导管置入上腔静脉,故常为负压,输液时注意输液瓶绝对不能输空,更换接头时应先弯折或夹住导管,以防空气进入,发生空气栓塞。

9. 导管留置一般可保留3～5天,最好不超过7天。拔管后局部加压3～5 min。

七、并发症的预防及护理

1. 感染　导管感染与许多因素有关,如机体抵抗力下降、用物的污染、无菌操作不严格以及插管时间过长等,要加强护理。

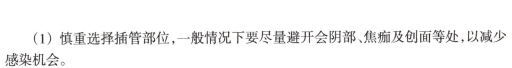

（1）慎重选择插管部位，一般情况下要尽量避开会阴部、焦痂及创面等处，以减少感染机会。

（2）术前要认真准备皮肤，术中要严格执行无菌操作，术后要避免污染。

（3）加强导管入口处及周围皮肤的护理，保持其干燥、无菌。每24 h更换敷料一次，若有污染，应随时更换。在更换敷料时，要观察伤口有无红、肿、热、痛等炎症反应，有无出血倾向；若无异常，可用络合碘消毒，用无菌敷料重新敷盖伤口。

（4）所有用物均应保持无菌状态，每周更换一次。

（5）若发现导管少量脱出，不可随手送入血管。要经碘酒和乙醇消毒后方可重新送回血管。

（6）增强病人的抵抗力，必要时可用抗生素治疗，并争取尽早拔管。

2. 气胸（pneumothorax）　主要因为锁骨下静脉插管时伤及胸膜腔和肺尖所致。预防的关键是熟悉局部解剖，正确操作。术后要注意观察病人呼吸，一旦出现呼吸急促或呼吸困难，应及时与医生取得联系。

第五节　静脉切开术
（Phlebotomy）

一、目的

在病情紧急情况下，如急性大出血、休克、脱水所致的周围静脉充盈不佳，静脉穿刺有困难或输液速度不能满足急救的需要，及时建立理想的静脉通道，保证急救中快速输血、输液的进行；帮助施行一些特殊检查和治疗，如心导管检查术、中心静脉压（CVP）测定术、心导管起搏器（pacemaker）的安置等。

二、适应证

1. 病人有休克、失血、严重脱水或其他危急情况，急需建立静脉通路，而静脉穿刺又有困难者。

2. 病人四肢远端多处烧伤、感染等不能进行正常静脉穿刺者。

3. 需要较长时间的输液、输血，静脉穿刺不能持久者。

4. 昏迷、谵妄、烦躁不合作的病人，静脉穿刺针头不易固定者。

5. 进行检查和治疗，如CVP测定、完全胃肠外营养（total parenteral nutrition）等。

三、禁忌证

1. 有严重出血倾向或凝血功能障碍。

2. 切开部位有感染。

3. 切开静脉通路存在损伤或梗阻。

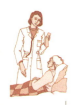

4. 四肢骨折或骨盆骨折。

四、术前护理

1. 用物准备

（1）静脉切开包　弯盘1个，药杯1个，5 ml注射器1支，6号及7号针头各1根，18号及20号平针头各1根或静脉导管大、小各1根，消毒钳1把，蚊式钳直1把、弯2把，有齿镊1把，无齿镊1把，眼科剪1把，线剪1把，巾钳2把，刀柄1个，尖刀片和圆刀片各1个，静脉钩1个，探针1根，持针器1把，三角缝针3根，圆缝针1根，小洞巾1块，线轴2个，纱布4块。小儿静脉切开包另加10号及12号平头针各1根。

（2）其他用物　普通注射盘、无菌手套、输液用品、1%～2%普鲁卡因或利多卡因溶液、胶布。

2. 环境准备　清理探视人员，关好门窗，保持病室安静、整洁、安全，温、湿度适宜，光线充足。

3. 病人准备

（1）术前向病人详细说明静脉切开的目的、方法和术中配合要求。

（2）用肥皂和温水清洗手术区的皮肤并剃去毛发。备皮方法及范围参见《成人护理》相关章节。

（3）普鲁卡因皮试。

（4）做好心理护理，消除病人的紧张情绪和思想顾虑。

五、术中护理

1. 协助病人取合适体位，使手术野暴露完全。

2. 协助术者定位　静脉切开术常选用大隐静脉（great saphenous vein）、桡静脉（radial vein）、肘前静脉，临床应根据需要选择合适的静脉。如心导管检查可选贵要静脉（basilic vein）；测定中心静脉压选用贵要静脉、正中静脉（median vein）或腹股沟处大隐静脉；一般输血输液可选择内踝上方大隐静脉或腹股沟韧带下方的大隐静脉。内踝部的大隐静脉切开最常用，并应首选。只有在内踝处大隐静脉切开失败或输液不畅时，才选用腹股沟处的大隐静脉。因为先选用腹股沟处的大隐静脉，影响以后用该下肢静脉输液。

3. 协助医师完成操作，以踝部大隐静脉切开为例介绍其步骤如下。

（1）以内踝上方3～5 cm处的大隐静脉为中心，常规消毒皮肤。

（2）术者戴无菌手套，铺无菌巾。术野皮肤用1%普鲁卡因或利多卡因局麻。

（3）在内踝上方3～5 cm的大隐静脉处，做一与静脉垂直横切口（也可平行纵切口），切口长度1.5～2 cm。

（4）切开皮肤后，用弯蚊式血管钳，轻轻分开皮下组织，即可见到一纵行径路的静脉。为了使静脉充盈得好一些，以便寻找，可压紧小腿下端，使静脉充盈。

（5）找到静脉后，在静脉两侧略作分离，然后用小蚊式钳将静脉挑起，从静脉下方引出两根4号丝线。一根在静脉的远端结扎，另一根置于静脉近端，暂不结扎或打一松开的简单结。

（6）助手拉紧静脉远端的丝线使静脉轻轻提起，用尖头小剪刀取向心方向在两线之间的静脉前壁上剪一斜形小口，然后将连接于输液导管并已排尽空气的硅胶管或静脉切开针头插入静脉腔内 5～10 cm。

（7）观察液体输入情况，证明液体输入畅通、局部无肿胀、血管无破损后，结扎近心端的丝线，将硅胶管或针头固定于静脉腔内。结扎时，线不要扎得过紧，以免将硅胶管压瘪，影响输液速度；也不要过松，以免漏液或导管脱出。剪短两端的结扎线头。

（8）最后全层缝合皮肤，硅胶管从切口穿出，并用皮肤缝线结扎固定，覆盖无菌纱布并用胶布固定、绷带包扎。

六、术后护理

1. 加强床旁巡视，保持输液畅通。静脉插管内应保持连续滴入液体，防止导管内血栓形成。

2. 掌握正确封管方法，封管液用量应不少于 5 ml，每隔 6～8 h 冲管 1 次，防止导管阻塞。

3. 观察有无液体渗出，如有液体渗出，应立即拔除导管。

4. 因静脉痉挛输液不畅时，不应挤压输液管，以免加重血管痉挛，反而使输液更加困难。最好是缓慢注入 0.5% 普鲁卡因 2～3 ml，情况可改善。

5. 严格执行无菌操作，保持敷料清洁干燥，防止发生静脉炎。

6. 导管留置时间不宜过久，以免并发静脉炎或血栓形成。一般在严格无菌条件下保留 5 天左右，如用硅胶管可延长至 10 天左右。

7. 为防止导管脱出，可用胶布加强固定。小儿及意识障碍病人可用夹板固定下肢。

8. 每次输液前后检查穿刺部位及静脉切开处，有无红、肿、热、痛，如发现异常应及时拔管，并将患肢抬高，局部热敷，同时给有效抗生素治疗。

9. 待病人情况改善后，或不需要输液时，可剪断结扎线，将插管直接拔出，局部轻压迫，盖上敷料即可，不必再打开切口结扎静脉。术后 7～8 天拆除缝线。

第六节　动脉穿刺插管术
（Arterial Catheterization）

一、目的

1. 进行连续直接动脉血压监测，及时准确反映病人的血压动态变化。

2. 采集动脉血标本，用于动脉血气分析（arterial blood gas analysis）和乳酸浓度等的测定。

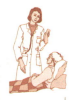

3. 肿瘤病人的区域性化疗。

二、适应证

1. 需要准确监测动脉血压者,如休克、心脏大手术、正在使用血管活性药物等。
2. 需反复采取动脉血标本者。
3. 交换输血者。
4. 动脉注射抗癌药物进行区域性化疗者。
5. 施行某些特殊检查,如选择性动脉造影及左心室造影。

三、禁忌证

1. 桡动脉侧支循环试验(Allen's test)阳性者。
2. 处于高凝状态者。
3. 有出血倾向者或正在进行抗凝治疗者。
4. 穿刺局部有感染者。

四、术前护理

1. 物品准备 动脉穿刺插管包,皮肤消毒用物,无菌手套1双,肝素注射液、1%普鲁卡因或利多卡因,三通连接管及其他用物。

2. 环境准备 保持病室安静、整洁、安全,温、湿度适宜,采光良好。

3. 病人准备

(1) 选择插管动脉 最常用的插管部位有桡动脉(radial artery)、尺动脉(ulner artery)、足背动脉(dorsal artery of foot)和股动脉(femoral artery),新生儿则常用脐动脉(navel artery)。其中桡动脉解剖部位表浅,便于穿刺和固定,并有良好的侧支循环,是首选插管动脉。股动脉是全身最大的表浅动脉,在周围动脉搏动消失时,是唯一能触及、可行的插管动脉。

(2) 桡动脉插管前应先做桡动脉侧支循环试验(Allen's test),在证实其侧支循环良好时才能插管。

(3) 向病人说明插管的目的、必要性,尊重病人的意见,取得病人的合作。

(4) 介绍插管的简单步骤、持续的时间、术中可能出现的感觉、术中术后如何配合等知识,以减轻病人的担心和恐惧。

(5) 穿刺部位常规备皮。

(6) 普鲁卡因皮试。

五、术中护理

(一) 桡动脉穿刺插管术(Radial arterial catheterization)

1. 确定穿刺点 腕部伸直,掌心向上,手自然放松,腕横纹上方1~2 cm动脉搏动处为穿刺点(图5-13)。

2. 步骤

（1）病人取仰卧位，手臂外展，腕背曲。

（2）适当固定穿刺部位，触摸动脉搏动，以动脉搏动最明显处为穿刺点。

（3）常规用碘酒、乙醇消毒皮肤，铺巾，戴手套。

（4）用无菌针头刺破局部皮肤，以防穿刺针的套管外翻，再用适宜型号的套管穿刺针穿刺动脉。进针时，针头与皮肤成30°～45°，见回血，继续将导管送入血管深部，同时退出针芯（图5-14）。

（5）立即将导管与其他装置相连（图5-15）。

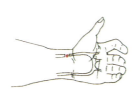
图5-13　桡动脉穿刺点

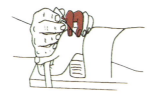
图5-14　桡动脉穿刺方法

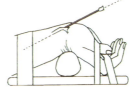
图5-15　桡动脉穿刺置管

（6）妥善固定导管，可用胶布固定，也可在皮肤上缝一针。

（二）股动脉导管置入术（Femoral arterial catheterization）

1. 确定穿刺部位　腹股沟韧带中点下方1～2 cm动脉搏动处为穿刺点。

2. 步骤

（1）病人取平卧位，下肢伸直，轻度外展。

（2）常规消毒皮肤，铺无菌巾，戴无菌手套。

（3）用1%普鲁卡因或利多卡因做局部浸润麻醉。

（4）用适宜型号的穿刺针穿刺动脉（图5-16），穿刺时，针头与皮肤成45°，方向指向头侧，当有回血时确认已进入动脉，将导丝经穿刺针送入动脉（图5-17）。

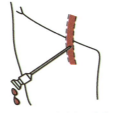
图5-16　穿刺股动脉

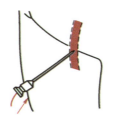
图5-17　引入导丝

（5）拔出穿刺针（图5-18），沿导丝送导管进入股动脉，退出导丝（图5-19）。

（6）固定导管。

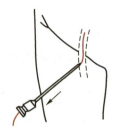

图5-18　退出穿刺针

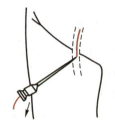

图5-19　置入导管,退出导丝

六、术后护理

1. 严格执行无菌技术操作,加强导管入口处及周围皮肤的护理,保持其干燥、无菌。若有污染应随时更换。在更换敷料时,要观察伤口有无红、肿、热、痛等炎症反应,有无出血倾向,如正常,可用络合碘消毒,用无菌敷料重新覆盖伤口。

2. 加强监测,每日测量体温4次,查血象1次。如病人出现高热、寒战,应及时寻找感染源,必要时,取创面分泌物或做血培养以协助诊断。

3. 稀释肝素液持续冲洗导管,以维护导管通畅和预防血栓形成。管道内如有血块堵塞时应及时予以抽出,切勿将血块推入,以防发生动脉栓塞。

4. 保持测压管道通畅,妥善固定套管针、延长管及测压肢体,防止导管受压或扭曲。

5. 加强插管侧肢体的观察与护理。一方面要严密观察肢体的温度、皮肤的颜色、肢体的感觉以及有无肿胀和疼痛等情况。另一方面,要帮助病人按摩肢体肌肉,活动关节,促进血液循环,以减少血栓形成。

七、并发症的预防及护理

1. 血栓形成(thrombosis)以及血栓栓塞(thromboembolism)　是动脉穿刺术后常见并发症,造成的原因较多,主要与病人的防御反应加强、血液循环的速度减慢、血容量不足和血液黏稠度增高等因素有关。护理中要重视预防血栓形成,减少血栓栓塞的发生。其预防措施如下。

(1)为减少血栓形成,应选择管径适宜、管腔粗细一致、质地较柔软的导管进行插管。

(2)导管要固定牢固,减少移动,从而减轻血管壁的损伤,防止血栓形成。

(3)用肝素溶液冲洗导管,以维护导管通畅和预防血栓形成。一般情况下在0.9%生理盐水500 ml中加入肝素50~100 mg,用持续冲洗器微量泵或输液器持续缓慢滴注,进行冲洗;也可用1%肝素盐水0.5~1 ml定时或根据需要从输液器莫非氏滴管中加入或直接经导管口注入导管,在推注时,一旦遇到阻力切不可强行注入,以免引起血栓脱落,造成人为血栓栓塞。

(4)尽量缩短导管留置的时间,一般不超过72 h,因为最安全的留置时间应该是48~72 h,时间再长血栓发生的概率将成倍增加。

（5）加强插管侧肢体的观察与护理。

2. 出血　引起出血的原因有插管时反复穿刺加重了血管壁损伤，插管后常规抗凝用药、护理不当致导管连接处松脱，拔管后按压血管时间过短等。针对这些原因可采取以下护理措施。

（1）插管时要求技术娴熟，动作轻柔、稳准，避免反复穿刺，加重血管壁的损伤。

（2）所有的接头都要衔接紧密，"三通"开关的位置要正确，否则会导致快速出血。

（3）动脉插管后穿刺部位要加压包扎，必要时用 1 kg 沙袋压迫 6～12 h。

（4）插管后要严密观察出血倾向，如伤口有无渗血、牙龈有无出血，必要时进行凝血时间的监测。

（5）拔管后立即局部按压 10 min，以减少血肿的形成。

第七节　止　血　术
（Hemostasis）

一、目的

防止伤口继续出血；防止急性大出血引起休克。

二、适应证

各种类型的外出血。

三、止血前准备

1. 用物准备　绷带（bandage）、充气止血带、橡皮止血带。紧急情况下可用干净的毛巾、布料、衣物取代。

2. 病人准备　向病人解释止血的目的、操作要点，取得病人的理解与合作。鼓励安慰病人，消除病人的紧张心理。

四、止血方法

1. 加压包扎（compression bandaging）止血法　适用于较小伤口出血。方法：表浅伤口的出血用生理盐水冲洗局部，消毒后，盖上无菌纱布，用绷带或三角巾适当加压包扎。

2. 填塞（plugging）止血法　一般只用于大腿根部、腋窝、颈部等难以用一般加压包扎的较大出血部位。方法：用无菌敷料填入伤口内，外加大块敷料加压包扎。

3. 指压止血法　适用于头颈部及四肢中等或较大的动脉出血。方法：用手指、手掌或拳头压迫伤口近心端的动脉，将动脉压向深部的骨，以阻断血液流通，达到临时止血的目的。

（1）头顶部出血　压迫同侧耳屏前方额弓根部的颞浅动脉搏动点止血（图5-20）。

（2）颜面部出血　压迫同侧下颌骨下缘、咬肌前缘的面动脉搏动点止血，若伤在颊部、唇部，可将拇指伸入病人口内，其余4指紧贴面颊外部，内外用力，压迫伤口下缘的动脉（图5-21）。

（3）颈部、面深部、头皮部出血　可压迫同侧气管外侧与胸锁乳突肌前缘中点之间的颈总动脉（common carotid artery）搏动点止血，用力向后压向第6颈椎横突上，达到止血的目的。颈总动脉分支的颈内动脉（internal carotid artery）为脑的重要供血动脉，所以对颈总动脉的压迫止血应取慎重态度，并绝对禁止同时压迫双侧颈总动脉（图5-22）。

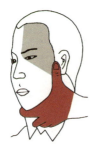

图5-20　压迫颞浅动脉止血

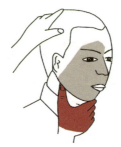

图5-21　压迫面动脉止血

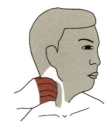

图5-22　压迫颈总动脉止血

（4）头后部出血　可用拇指压迫同侧耳后乳突下稍往后的枕动脉（pillow artery）搏动点止血。

（5）肩部、腋部、上臂出血　压迫同侧锁骨上窝中部的锁骨下动脉（subclavian artery）搏动点，将动脉压向第1肋骨（图5-23）。

（6）前臂出血　压迫肱二头肌内侧沟中部的肱动脉（brachial artery）搏动点，将动脉压向肱骨（图5-24）。

（7）手掌、手背出血　压迫于腕横纹稍上处的内侧尺动脉、外侧桡动脉搏动点止血（图5-25）。

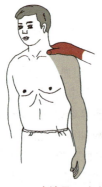

图5-23　压迫锁骨下动脉止血

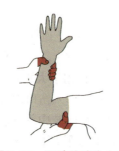

图5-24　压迫肱动脉止血

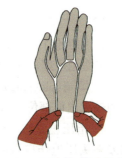

图5-25　压迫尺、桡动脉止血

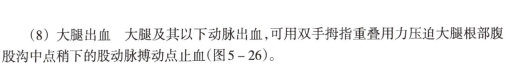

（8）**大腿出血**　大腿及其以下动脉出血，可用双手拇指重叠用力压迫大腿根部腹股沟中点稍下的股动脉搏动点止血（图5-26）。

（9）**足部出血**　可用双手示指或拇指压迫足背中部近脚踝处的胫前动脉（anterior tibial artery）搏动点和足跟与内踝之间的胫后动脉（posterior tibial artery）搏动点止血（图5-27）。

4. **止血带（tourniquet）止血法**　适用于四肢大动脉出血或采用加压包扎后不能有效控制的大出血。

（1）**橡皮带止血法**　抬高患肢，将软布料、棉花等软织物衬垫于止血部位皮肤上；取止血带中间一段，适当拉紧拉长，绕肢体2～3圈，使橡皮带末端压在紧缠的橡皮带下面即可（图5-28）。

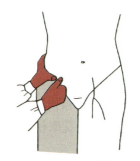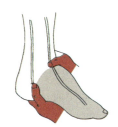

图5-26　压迫股动脉止血　　　图5-27　压迫胫前动脉止血

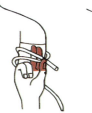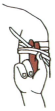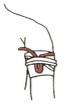

图5-28　止血带止血法

（2）**勒紧止血法**　在伤口上部用绷带或三角巾叠成带状或用布料等勒紧止血，第一道绕扎在伤口处皮肤的衬垫上，第二道压在第一道上面，并适当勒紧。

（3）**绞紧止血法**　用三角巾叠成带状或布条、手帕绕肢体一圈，打一活结，取一小木棒、笔杆、筷子等做绞棒，穿进活结下，绞紧，再将小木棒一端插入活结套内，拉紧固定木棒即可（图5-29）。

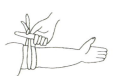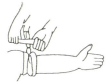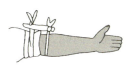

图5-29　绞紧止血法

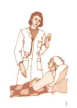
五、护理措施

1. 使用止血带部位要准确,应扎在伤口的近心端,并应尽量靠近伤口。上臂扎止血带时,不可扎在中下 1/3 处,以防损伤桡神经。前臂和小腿因止血效果差不适于扎止血带。

2. 止血带下加衬垫,捆扎时先抬高伤肢并垫以 4~5 层纱布或干净毛巾,切忌用绳索或铁丝直接加压。

3. 使用止血带压力要适当,以能阻断动脉血流为度。压力上肢为 250~300 mmHg,下肢为 400~500 mmHg。不要过紧,以免压迫神经、肌肉和皮肤;过松则不能阻断动脉,反而导致静脉回流不畅,加重出血。

4. 记录止血带的日期和时间的标记要明显,使用止血带的时间不宜超过 3 h,并应每 30~60 min 放松一次,每次放松 2~3 min。松解止血带前,要先补充血容量,做好纠正休克和止血器材的准备。

5. 使用止血带的病人,要注意肢体保暖,冬季更应该防寒,因为肢体阻断血流后,抗寒能力下降,容易发生冻伤。

6. 停用止血带时应缓慢松开,防止肢体突然增加血流,损伤毛细血管及影响全身血液的重新分布,甚至使血压下降。松开止血带后,应轻轻抚摩伤肢,以缓解麻木、冰凉等不适。

第八节 包 扎 法
(Bandaging)

一、目的

保护伤口,减少伤口感染和再损伤;局部加压,帮助止血;预防或减轻局部肿胀;固定伤口上的敷料、夹板(splint);扶托受伤的肢体,使伤处舒适安全,减轻痛苦。

二、适应证

体表各部位的伤口。

三、包扎前准备

1. 用物准备 绷带;三角巾等。在现场还可以就地取材,如毛巾、头巾、手帕、衣服、领带等。

2. 病人准备 向病人解释包扎的目的、操作要点,取得病人的理解与合作。鼓励安慰病人,消除病人的紧张心理。

四、包扎方法

1. 绷带法（图5－30）

（1）环形法 将绷带做环形缠绕，第一圈做环绕稍呈斜形，第二圈应与第一圈重叠。通常用于肢体粗细相等部位，如胸、四肢、腹部。

（2）蛇形包扎法 斜行延伸，各周互不遮盖，有时做简单的固定。

（3）螺旋法 使绷带螺旋向上，每圈应压在前一圈的1/2处。适用于四肢和躯干等处。

（4）螺旋反折法 先做螺旋状缠绕，待到渐粗的地方则每圈把绷带反折一下，盖住前圈的1/3～2/3，由下而上缠

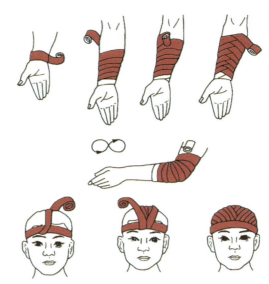

图5－30 绷带基本包扎法

绕。用于上下周径明显不等的肢体部位如前臂和小腿等处。

（5）"8"字形法 本包扎法是一圈向上，再一圈向下，每圈在正面和前一周相交叉，并压盖前一圈的1/2 。多用于屈曲的关节部位如肩、肘、膝、踝等处。

（6）回反法 用绷带多次来回反折。第一圈常从中央开始，接着各圈一左一右，直至将伤口全部包住，用环形包扎将所反折的各端包扎固定。此法常需要一位助手在回反时按压一下绷带的反折端。多用于头和断肢残端。

2. 三角巾法

（1）头部包扎 将三角巾的底边向上反折约3 cm，放于前额与眉齐平，顶角拉向头后，三角巾的两底角经两耳上方，拉向枕后交叉，交叉时顶头归在一端，压在下面，然后绕到前额打结固定（图5－31）。

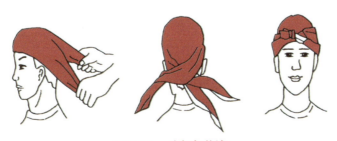

图5-31 头部包扎法

（2）面部包扎 先将三角巾的顶角打一结，并在三角巾的相应部位剪成3个孔，包住面部，露出眼、鼻、口，再把两角向后拉，在枕后交叉，然后再绕到前额打结（图5－32）。

（3）下颌包扎 将三角巾折叠成约5 cm宽，将1/3处放在下颌前方，长端经耳下

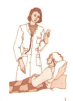
拉向颈后,再绕至对侧耳垂前,压住另一端并与之交叉,向下扭转,包绕颌下,然后将两端同时沿耳前提向头顶前方打结(图5－33)。

(4)肩部包扎 将三角巾的一底角放在对侧腋下,顶角过肩向后拉,再用顶角上的带子在上臂上1/3处绕紧,然后把另一底角向背部反折拉至对侧腋下打结(图5－34)。

(5)单胸包扎 将三角巾底边横放在胸部,约在肘上3 cm,顶角越过伤侧肩上垂向背部,三角巾的中部盖在胸部的伤侧,两端结扎在背部,顶角也和这两端结在一起。此法也适用于背部包扎,在胸前打结。

(6)双胸包扎 先将三角巾折成鱼尾,并在底部反折一道边,两角分放在两肩上,拉至颈后打结,再用顶角带子绕至对侧腋下打结。此法也适用于背部包扎,即将两鱼尾角在颈前打结(图5－35)。

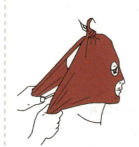
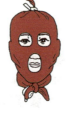

图5-32 面部包扎法

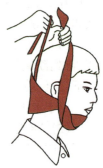

图5-33 下颌包扎

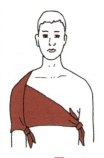
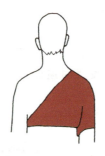

图5-34 肩部包扎法

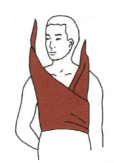
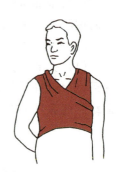

图5-35 双胸包扎

(7)上肢包扎 先将三角巾的底角打结后套在伤侧手上,结的余头留长些备用,另一底角沿手臂后侧拉到对侧肩上,顶角包裹伤肢,前臂屈至胸前,拉紧两底角打结(图5－36)。

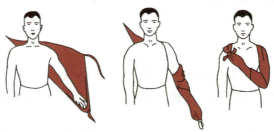

图5-36 上肢包扎法

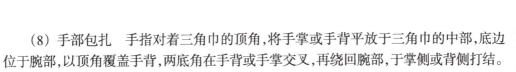

（8）手部包扎　手指对着三角巾的顶角，将手掌或手背平放于三角巾的中部，底边位于腕部，以顶角覆盖手背，两底角在手背或手掌交叉，再绕回腕部，于掌侧或背侧打结。

（9）腿与足部包扎　将足斜放在三角巾的一边，取一边于膝下包绕打结，再用另一底角包足，打结于踝关节处。

3. 多头包扎　多头带又称多尾带，用于身体不易包扎或面积大的部位。

（1）腹带　用于包扎腹部。腹带中央带身部分为双层，两侧各有包膜布和5条互相重叠约一半的带脚。方法：将包膜布紧贴腹部包好，再将左右带脚依次交叉重叠包扎。创口在腹上区时应由上向下包扎，创口在腹下区时应由下向上包扎，最后均在脐区用别针固定（图5-37）。

（2）胸带　常用于胸部手术后或肋骨骨折后的包扎固定，比腹带多2根竖带。方法：先将两竖带从颈旁两侧拉下置于胸前，依次交叉包扎横带，压住竖带，最后在胸前固定（图5-38）。

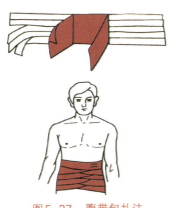

图5-37　腹带包扎法

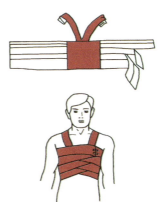

图5-38　胸带包扎法

（3）四头带　常用于包扎下颌、枕、额等处，用长方形布1块，大小依实际需要而定，把长的两端剪成4头。方法：将中间未剪开部分置伤口处，将上端两条带往下左右交叉打结，将下端两条带往上左右交叉打结（图5-39）。

（4）丁字带　用于固定会阴部的敷料。单丁字带由横、直两布条制成，用于固定女病人会阴部敷料；双丁字带由1条横布与2条直布所制成，用于固定男病人会阴部的敷料。

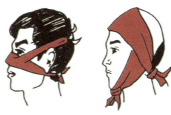

图5-39　四头带包扎法

五、护理措施

1. 根据受伤部位选择合适的包扎用物和包扎方法，包扎前注意创面的清理、消毒，预防创面感染。

2. 包扎时要使病人处于舒适的体位。四肢包扎注意保持功能位置。

3. 包扎顺序原则上为从下向上，从左到右，从远心端到近心端。手指、脚趾无创伤时应暴露在外，以便观察血液循环情况。固定包扎时打结应在肢体外侧面，不可在伤

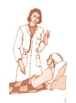

口处、受压处、摩擦处和骨隆部。

4. 包扎松紧适度。过紧影响血液循环,易引起受伤部位的组织损伤;过松易造成滑脱。

第九节 固 定
(Fixation)

一、目的

减轻疼痛,避免骨折断端进一步损伤血管、神经以及重要脏器,利于防止休克,便于病人的转运。

二、适应证

所有的四肢骨折、脊柱骨折(spinal fracture)。

三、术前准备

1. 用物准备 木制或金属夹板(splint)、绷带;三角巾、敷料软垫等。紧急情况时可就地取材,如树枝、木棍、布带、毛巾等,也可将上肢与胸壁、下肢与对侧健肢固定在一起。

2. 病人准备 向病人解释固定的目的、操作要点,取得病人的理解与合作。先抗休克、止血、包扎,后固定。

四、固定方法

1. 锁骨骨折 用敷料垫于两腋下前上方,骨折处放一薄垫,绷带从健侧背部经腋下、肩前、肩上绕至背后,再经患侧腋下、肩前、肩上绕至背后,使绷带在背后交叉呈"8"字形,缠绕2~3周后将绷带两端打结或用胶布粘贴好(图5-40)。

2. 肱骨骨折 在上臂外侧放一夹板,在骨折部位上下两端固定,再将前臂吊于胸前,最后用一块三角巾将上臂固定;如无夹板,可用一宽带将上臂固定。宽带的中央要正对骨折处,绕过胸部,在对侧腋下打结,再用三角巾将前臂吊起(图5-41)。

3. 前臂骨折 用两块合适的夹板,超过肘关节至腕关节的长度,置于断骨内外两侧,上下两端扎牢固定,然后屈肘90°,用悬臂带吊起,呈功能位。

4. 大腿骨折 取一长夹板放在伤腿的外侧,长度自足跟至腰部或腋窝部,另用一夹板置于伤腿内侧,长度自足跟至大腿根部,然后用绷带或三角巾分段将夹板固定。

5. 小腿骨折 取长短相等的夹板(从足跟至大腿)两块,放在伤腿内外侧,分段扎牢;如无夹板,可置病人于仰卧位,两下肢并紧,两脚对齐,然后将健侧肢体与伤肢固定在一起。在关节和两小腿之间的空隙处垫上棉花,以防止绑扎后骨折部弯曲。

6. 足部骨折 将夹板放于足底,用绷带或带子扎牢。

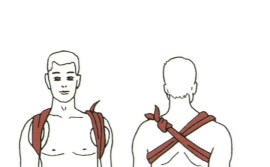

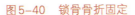
图5-40 锁骨骨折固定

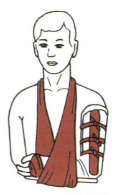
图5-41 肱骨骨折

7. 脊椎骨折　凡受伤后,颈、背或腰等脊柱部位疼痛或伴有肢体麻木者,不论有无明确骨折损伤,均不可任意搬动或扭曲脊柱。在明确诊断前,均按脊柱损伤处理原则进行,以免再损伤。

（1）颈椎骨折的固定　颈后枕部垫以软垫,头的两旁再用软垫固定,头部用绷带轻轻固定平卧在担架上,用钢丝夹板固定颈部,并使钢丝夹板与双肩绑扎固定。

（2）胸腰椎骨折的固定　病人要平卧在垫有软垫的板床上,不宜高枕,腰椎骨折要在腰部垫以软枕,使病人感到舒适,没有压迫感,预防压疮。

8. 骨盆骨折　用三角巾或大被单折叠后环绕骨盆,亦可用宽腰围或腹带包扎固定骨盆,病人置担架或床板上,两膝半屈位(膝下或小腿部垫枕)。

五、护理措施

1. 如有休克,应先行抗休克处理;如有伤口和出血,应先止血、包扎,然后再固定骨折部位。

2. 在处理开放性骨折(open fracture)时,不可把骨折刺出端送回伤口内,以免造成感染。

3. 固定的目的是防止骨折断端移位,不是复位,对骨折畸形不要矫正拉直。对有明显成角畸形或压迫血管、神经的闭合性骨折,可先顺肢体纵轴轻轻手法牵引,初步改善畸形后,再做外固定。对骨折尖端顶于皮下或即将穿破时,为避免形成开放性骨折,可手法牵引纠正成角及缩入少许减少张力后,再包扎固定。

4. 夹板的长度与宽度要与骨折的肢体相适应,其长度必须超过骨折的上、下两个关节,固定时除骨折上下两端外,还要固定上、下两关节。

5. 夹板不可与皮肤直接接触,其间应垫棉垫或其他的软质物品,尤其在夹板两端,骨突出部分和悬空部分应加一厚垫,防止受压或固定不妥。

6. 固定应松紧适度,以免影响血液循环。肢体骨折固定时,一定要将指(趾)端露出,以便随时观察末梢血液循环情况,如发现指(趾)端苍白、发冷、麻木、疼痛、水肿或发绀,说明血运不良,应松开重新固定。

7. 固定中避免不必要的搬动,不可强制病人进行各种活动。

第十节 转 运
(Transportation)

一、目的

病人通过现场急救后,在可能的情况下应尽快将病人转送到医院,使其接受专科治疗和护理,以降低病死率和致残率。

二、适应证

1. 需紧急转送医院手术或抢救治疗。
2. 交通事故现场人多,不利于急救,必须马上把受伤者转移到安全地方处理。
3. 火灾或煤气中毒现场、温度过高或温度过低的场所,对受伤者影响较大,易使病情恶化,也必须马上转移到能进行急救处理的地方。

三、转运前准备

1. 评估病人的病情和环境,确定搬运的方式。
2. 准备好搬运的用具,如担架、轮椅、平车、固定物等。

四、徒手搬运法

(一) 步骤

1. 单人搬运法

(1) 扶持法 对病情轻,能够站立行走的病人可用此法。救护者站在病人一侧,使病人揽着救护者的头颈,然后救护者用外侧的手牵着病人的手腕,另一手伸过病人背部扶持他的腰,使其身体略靠着救护者,扶着行走。

(2) 抱持法 病人如能站立,救护者站于病人的一侧,一手托其背部,一手托其大腿,将其抱起,病人若有知觉,可让其一手抱住救护者的颈部。

(3) 背负法 救护者站在病人前面,呈同一方向,微弯背部,将病人背起。如病人卧于地上,不能站立,则救护者可躺在病人一侧,一手紧握病人肩,另一手抱其腿,用力翻身,使其负于救护者背上,而后慢慢站起。

2. 双人搬运法

(1) 椅托法 两个救护者在病人两侧对立。一人以右膝,另一人以左膝跪地,各以一手伸入病人大腿之下而互相紧握,另一手彼此交替支持病人背部。

(2) 拉车式 两个救护者,一个站在病人的头部,两手插到腋下,将其抱在怀内,另一个站在其足部,跨在病人两腿中间,两人步调一致慢慢抬起,卧式前行。

(3) 平抱和平抬法 2人平排,将病人平抱,亦可2人一前一后、一左一右将病人平抬。

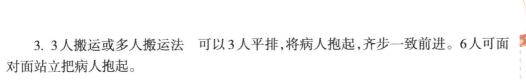

3. 3人搬运或多人搬运法　可以3人平排,将病人抱起,齐步一致前进。6人可面对面站立把病人抱起。

（二）护理措施

1. 徒手搬运过程中,动作要轻巧、敏捷,协调一致,避免震动,减少病人痛苦。

2. 徒手搬运适用于转运路程较近,病情较轻的病人。对路途较远的病人,则应寻找合适的交通工具。

3. 胸部创伤病人不宜采用背负法,以免胸部受压加重损伤。

五、担架搬运法

（一）步骤

1. 由3～4人合成一组,将病人移上担架。

2. 病人头部向后,足部向前,以便后面抬担架的人,可以随时观察病人病情的变化。

3. 抬担架的人脚步、行动要一致,前面的开左脚,后面的开右脚,平稳前进。

4. 向高处抬时（如上台阶、上桥）,前面的人要放低,后面的人要抬高,以使病人保持在水平状态;向低处抬时,则相反。

（二）护理措施

1. 一般病人在担架上取平卧位。有恶心呕吐的病人,应采取侧卧位以防止呕吐物吸入气管引起咳嗽或阻塞呼吸道造成窒息。对有颅脑损伤、昏迷等病人,应将其头转向一侧,以防舌根后坠或分泌物阻塞咽喉与气道。胸、肺部损伤病人常有呼吸困难,可用支架或被褥将其背部垫起或呈半坐卧位,以减轻症状。

2. 对颅脑损伤者,应注意观察双侧瞳孔是否等大等圆,对光反射是否存在等,如有异常应及时采取措施。

3. 为防止压疮发生,每隔3～4 h应翻身或调整体位1次,在骨突处适当地加以拍打按摩,并在该处加垫海绵、纱布等软物加以保护。

4. 为防止病人疲劳,途中应定时休息,并利用休息时间查看病人的体温、脉搏、呼吸、血压,进行必要的护理,协助病人排大小便、进食、饮水、调整体位等。

5. 护送带有输液管、气管导管及其他引流管道的病人,必须保证这些管道通畅,防止坠入、脱出、移位、扭曲、受压和阻塞等,必要时可指定专人观察和保护。

六、轮椅搬运法

（一）步骤

1. 将轮椅推至病人床旁,使椅背与床尾平齐,面向床头。

2. 扶病人坐起,穿好拖鞋,下地立于床边或坐在床缘等候。

3. 操作者站在轮椅背后,以双手扶压椅背,拉起两侧扶手旁的车闸,无车闸则一脚

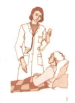

踏住椅背下面的横档,以固定轮椅,使病人坐下时不致前倾。

4. 嘱病人扶住轮椅扶手,尽量靠后坐,勿向前倾或自行下车,以避免跌倒,支起踏板,将病人双脚放在踏板上。如果病人身体虚弱则操作者可到前方扶助病人,或请另一位救护者协助坐在轮椅上。

(二)护理措施

1. 病人移动到轮椅上时,一定要固定好轮椅,以免轮椅移动造成病人跌倒受伤。

2. 运送过程中,遇到地面不平整、上下坡、楼梯等处时,要控制好轮椅,以免轮椅翻倒摔伤病人。

3. 天冷时,应为病人保暖,包好毛毯或穿好棉大衣,避免病人着凉。

七、平车搬运法

(一)步骤

1. 推平车至床尾,使平车头部与床尾成钝角。

2. 松开盖被,向病人解释,争取合作。

3. 根据病情及体重情况考虑由1人、2人、3人、4人来搬运病人。

(1)1人搬运法　工作人员抱住病人肩部与股部,嘱病人以一臂自工作人员腋下伸至背后,另一臂自对侧肩上绕过,病人双手在工作人员颈后握住。工作人员托起病人轻轻移步轻放于平车上。用大单及盖被(毛毯或棉被)包裹病人,先盖脚部,然后两侧,露出头部。

(2)2人搬运法　两人站在钝角内的床边,掀开盖被,使病人双侧上肢交叉放在胸前,将病人移至床边,一人托住颈肩部与腰部,另一人托住病人臀部与膝部,2人同时抬起病人,使病人向内倾斜,2人轻轻移步,放至平车上,盖好盖被。

(3)3人搬运法　协助病人穿衣后,移至床边,甲托住病人的头和肩部,乙托住病人的背和臀部,丙托住病人的膝及腿部。3人同时抬起,使病人身体稍向护士倾斜,3人同时移步,轻轻把病人放在平车上,盖好盖被。

(4)4人搬运法　适用于病情危重或身体过重而不能行动的病人。需借助帆布兜或中单,由4人搬运。推车与床并齐,将帆布兜(或中单)铺垫于病人的腰、臀下,护士甲站于床头托住病人的头和肩部,护士乙站于床尾托住病人两腿,护士丙和丁分别站于平车及病床的两侧,各自紧握中单的一端,4人同时抬起病人,轻轻放于平车中央,盖好盖被。

(二)护理措施

1. 转运时注意病人的安全、舒适,动作要轻稳,不要触及患部。对骨折及脱位病人应注意托起患部,勿使断端移动,以免加重损伤。

2. 多人搬运时,动作要一致。推送时不可走得太快,对烦躁或神志不清的病人应有医护人员陪送,以防跌倒。上楼、下坡时病人头部宜处上位,以免引起头部充血及不适。

3. 运送输液病人,如车上无输液架时,需另请一人协助,以保证输液顺利进行。

4. 密切观察病情有无变化,如意识、表情、面色、脉搏、呼吸等。

5. 推车进门时,应先将门打开,不可用车撞门或墙,以免震动病人或损坏建筑物。

思考题

(一) 单选题

1. 关于环甲膜穿刺护理,错误的是

A. 半坐卧位　　　　　　　　B. 于环甲韧带处进行穿刺　　　C. 在吸气时滴药

D. 每次缓慢滴药液量 5～10 ml　　E. 术后静卧 1 h

2. 对气管插管病人,应用何种溶液进行口腔护理?

A. 1%～3% 碳酸氢钠溶液　　　　B. 过氧化氢溶液　　　　　　C. 醋酸

D. 生理盐水　　　　　　　　E. 0.02% 呋喃西林溶液

3. 上肢出血应用 tourniquet 时不应缚在

A. 上臂上 1/3　　　　　　　B. 上臂中上 1/3　　　　　　C. 上臂中 1/3

D. 上臂中下 1/3　　　　　　E. 上臂下 1/3

4. 用 tourniquet 止血时,应每隔多长时间放松一次?

A. 10～20 min　　B. 20～30 min　　C. 30～60 min　　D. 1～2 h　　E. 2～4 h

(二) 多选题

1. 有关气管内插管的正确选项是

A. 一般采用经口插管　　　　　　B. 用于紧急解除上呼吸道阻塞

C. 可长期保留插管　　　　　　　D. 插管时间不宜超过 48 h

E. 用于全麻手术者

2. 气管内插管术的适应证有

A. 喉梗阻　　　　　　　　　B. 呼吸复苏　　　　　　　　C. 呼吸衰竭的治疗

D. 全麻呼吸管理　　　　　　E. 声门或声门以下狭窄

3. 下列哪些部位的外伤可采用环形包扎法?

A. 上臂　　B. 手指　　C. 躯干　　D. 大腿　　E. 额头

4. 螺旋反折包扎法常用于下列哪些部位的包扎?

A. 前臂　　B. 上臂　　C. 大腿　　D. 小腿　　E. 头颈部

5. 伤口包扎的目的下列哪些是正确的?

A. 压迫止血　　　　　　　　B. 促进血液循环　　　　　　C. 减轻疼痛

D. 固定敷料　　　　　　　　E. 保护创口,减少污染

6. 锁骨下静脉穿刺插管术应注意

A. 术前不必向病人解释,以免引起病人恐慌

B. 常规消毒铺巾后用 1% 甲紫定位穿刺点

C. 注意严格执行无菌操作

D. 经常用稀释肝素盐水冲管，以防止导管堵塞

E. 硅胶管外覆料应隔天更换1次

（三）阅读理解

Complication of Tracheal Intubation

The following is one methods of categorizing them, but it is not an attempt to cover all occurrences.

1. Anoxia

（1）Oesophageal intubation. This is best detected by measuring the carbon dioxide in expired gas; less than 0.2% indicates oesophageal intubation. An alternative is to attach a 50 ml 'bladder' syringe to the tracheal tube and withdraw the plunger rapidly（Wee's oesophageal detector）. If the tracheal tube is in the esophagus, resistance is felt and air cannot be aspirated; if it is in the trachea, air is easily aspirated. Less reliable signs ate 'burping' sounds as gas escapes, diminished breath sounds on auscultation, and decreased chest movement on ventilation and gurgling sounds over the epigastrium. Pulse oximetry only changes late, particularly if the patient has been preoxygenated.

If there is any doubt about the position of the tube then it should be removed and the patient ventilated via a facemask.

（2）Failed intubation and inability to ventilate the patients. This is usually a result of abnormal anatomy or airway pathology. Many cases are predictable at the preoperative assessment.

（3）Failed ventilation after intubation. Possible causes include the tube becoming kinked, disconnected, or inserted too far and passing into one main bronchus, severe bronchospasm and tension pneumothorax.

（4）Aspiration. Regurgitated gastric contents can cause blockage of the airways directly or secondary to laryngeal spasm and bronchospasm.

2. Trauma

（1）Directly during laryngoscopy and insertion of the tube to lips, teeth, tongue, pharynx, larynx, trachea, and nose and nasopharynx during nasal intubation; causing soft tissue swelling or bleeding.

（2）Indirectly to the mandible, and the cervical spine and cord, particularly where there is pre-existing degenerative disease or trauma.

3. Reflex activity

（1）Hypertension and dysrhythmias. This occurs in response to intubation and may jeopardize patients with coronary artery disease, aortic or intracranial aneurysms, in patients at risk, specific action is taken to attenuate the response, for example pretreatment with B-blockers. Potent analgesics（fentanyl）or intravenous lignocaine.

（2）Vomiting. This may be stimulated when laryngoscopy is attempted in patients who are inadequately anesthetized. It is more frequent when there is material in the stomach; for example in emergencies when the patient is not starved, in patients with intestinal obstruction, or when gastric emptying is delayed, as after opiate analgesics or following trauma.

(3) Laryngeal spasm. Reflex adduction of the vocal cords as a result of stimulation of the epiglottis or larynx.

Question: What are the compliments of tracheal intubation?

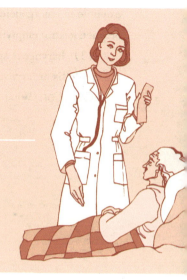

第六单元　常用监测技术

（Common Monitoring Techniques）

第一节　中心静脉压监测技术
（Central Venous Pressure Monitoring）

中心静脉压（central venous pressure，CVP）是指胸腔内上、下腔静脉的压力。监测CVP，主要经颈内静脉或锁骨下静脉，将导管插至上腔静脉，也可经股静脉将较长导管插至下腔静脉。

一、目的

1. 判断病人的血容量和心脏功能。
2. 根据血容量等的动态变化，指导循环衰竭病人输液的安全进行。
3. 在紧急情况下，将此静脉通道作为接受大量输液的途径。

二、适应证

1. 大量静脉输血、输液或静脉高营养疗法。
2. 脱水、失血和血容量不足。
3. 各类重症休克。
4. 右心衰竭和低心排血量综合征。
5. 各类大中手术，尤其是心血管、颅脑和胸部等较复杂的手术及其他危重病人。

三、术前护理

详见第五单元第四节中心静脉穿刺插管术。

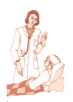

四、术中护理

1. 行中心静脉穿刺插管后,接上排气后充满生理盐水的延长管,切口膜固定。

2. 用零点测量器定位,使刻度测压管零点与病人右心房在同一水平线(病人平卧时相当于腋中线第四肋间),转动三通开关,然后将刻度测压管固定在床头或床尾。

3. 将生理盐水注射液快速滴入测压管内,要求管内液面高度应比估计的压力高2～4 cmH₂O,转动三通使测压管与静脉相通,即可进行测压。当测压管内液面不再下降时,其液面所对应的刻度数即为此时的CVP值。

4. 测定完毕,转动开关,使输液管与静脉导管相通,调节滴数,维持静脉输液。

五、术后护理

1. 测CVP时,如病人体位改变,量尺刻度"0"必须与右心房保持同一水平(图6-1)。

2. CVP一般可2 h监测1次并作记录,病人病情不稳定时,需每隔30～60 min监测1次。CVP正常值为5～12 cmH₂O。小于2～5 cmH₂O提示右心房充盈不佳或血容量不足,大于15～20 cmH₂O提示右心功能不良。

3. 在病人安静状态下测量,如病人咳嗽、烦躁,应给予处理,安静10～15 min后再进行测量。

4. 测压时应排尽管道内气体,防止气泡进入体内形成气栓及影响CVP值。

5. 测压后应及时将生理盐水输入通路持续点滴,防止血凝块堵塞静脉。

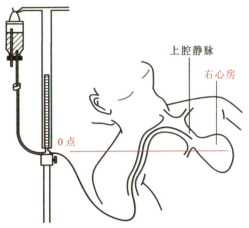

上腔静脉

右心房

0点

图6-1　开放式CVP测量法

6. 正常测压管内液平面可随病人的呼吸轻微上下波动,如液面无波动或液面过低,可能为静脉内导管堵塞,受压或导管贴近血管壁等,应注意观察并及时处理。

7. 每日更换测压管道。

8. 利用测压的静脉通路输液时,可用另一三通管进行。一般不宜在此输液瓶内加入血管活性药物及钾溶液等,防止测压时中断药物的输入或测压后药物快速输入体内,引起血压或心率的变化。

第二节　动脉血压直接监测技术
(Arterial Pressure Directive Monitoring)

动脉血压直接监测(arterial pressure directive monitoring)是指在动脉内置管进行动脉血压连续监测的一种方法,是一种有创血压测量。

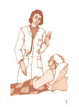

一、目的

1. 可连续监测收缩压、舒张压、平均动脉压的动态变化,其数值及波形及时准确地显示在监护仪上,有助于判断心肌收缩力、外周阻力、血容量等变化,从而指导治疗与护理。

2. 可采集血标本,避免频繁动脉穿刺给病人带来疼痛与血管损伤。

3. 当使用血压计难以准确测量血压时,可准确反映血压水平。

二、适应证

1. 心脏大血管手术(体外循环心内直视手术等)者。

2. 严重创伤和多脏器功能衰竭者。

3. 各类休克者。

4. 大量出血需手术者。

5. 低温麻醉和控制性降压者。

6. 急性呼吸衰竭需经常进行血气分析者。

7. 心肌梗死和心力衰竭抢救时。

8. 嗜铬细胞瘤手术者。

9. 无法用无创法测量血压者(如四肢烧伤病人)。

10. 严重高血压和其他危重病人。

三、术前护理

详见第五单元第五节动脉穿刺插管术。

四、术中护理

行动脉穿刺插管术后,将外套管连接测压装置,将压力传感器(pressure transducer)放于无菌治疗巾内。每24 h局部消毒并更换一次治疗巾。固定穿刺针。

五、术后护理

（一）测压方法

1. 将压力传感器内充满液体并排尽气体,压力传感器的位置应与桡动脉测压点在同一水平线上。

2. 准确调节监护仪上零点,按下零点校正键,转动三通开关,压力传感器与大气相通,当监护仪上压力线在 ±1 内时,再转动三通,使传感器与大气隔绝而与动脉相通,监护仪上即可连续显示收缩压、舒张压和平均动脉压的数值与波形。

3. 应用肝素生理盐水持续静脉点滴 2 mL/h,压力为 150～300 mmHg。

（二）监测血压变化与波形变化

1. 成人桡动脉平均压为 90±10 mmHg，小儿在 80 mmHg 以上。

2. 观察动脉压波形变化，了解其临床意义。正常动脉压波形可分为收缩相和舒张相，动脉压波下降支出现的切迹称为重搏切迹。正常动脉压波形如图 6-2 所示，常见的异常波形如下。

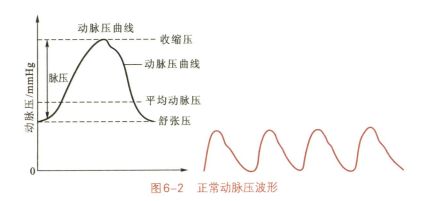

图 6-2　正常动脉压波形

（1）低平波　见于低血压性休克和低心排心力衰竭。
（2）高尖波　见于高血压及主动脉瓣关闭不全。
（3）二联波、不规则波　见于心律失常。
（4）双重搏动波形　常见于术后主动脉瓣关闭不全。
（5）交替变化波形　见于左心衰竭。

（三）护理要点

1. **严格执行无菌技术操作**　穿刺部位每 24 h 用碘酒、乙醇消毒，更换敷料。抽血化验时测压管导管接头处需碘酒、乙醇消毒。

2. **防止动脉内血栓**　每次抽取动脉血后，立即用肝素盐水快速冲洗。管道内如有血块堵塞，应及时抽出，勿将血块推入，以防动脉栓塞。

3. **保持测压管通畅**　防止穿刺针及测压管脱落。

4. **防止空气栓塞**　在操作中如取血、调试零点等，严防气体进入动脉导致气栓栓塞。

5. **并发症监护**

（1）远端肢体缺血　密切观察远端手指的皮肤颜色与温度，如皮肤苍白、疼痛、发凉等异常变化，应立即拔管。

（2）局部出血　穿刺失败及拔管后应压迫止血 5 min 以上，并用宽胶布加压覆盖。必要时用绷带加压包扎，30 min 后给予解除。

（3）感染　每日测体温 4 次，定期查血象，按医嘱应用抗生素。

第三节　血流动力学监测技术
（Hemodynamic Monitoring）

血流动力学监测（hemodynamic monitoring）是指利用气囊漂浮导管经外周静脉插入右心系统和肺动脉进行床旁心脏、肺血管压力及心排出量等参数测定的方法。

一、目的

监测 PCWP 可间接监测左心功能。为临床抢救危重病人提供可靠的血流动力学（hemodynamics）改变程度的指标，从而使病人得到及时、准确、合理的治疗。

二、适应证

1. 急性心肌梗死合并或疑有心力衰竭者，心源性休克或低血压疑有血容量不足者。
2. 心脏外科手术后监护。
3. 其他各科需了解血流动力学的危重病人。
4. 观察急、慢性心功能不全药物治疗的血流动力学效应。

三、禁忌证

一般漂浮导管血流动力学监测并无绝对禁忌证，但有下列情况应谨慎。
1. 严重心律失常尚未控制。
2. 全身出血性疾病尚未控制。
3. 急性或亚急性感染性心内膜炎。
4. 近期内有肺循环栓塞史。
5. 原有完全性左束支传导阻滞，近期出现不完全性右束支传导阻滞或 P-R 间期延长。

四、术前护理

1. 病室准备　紫外线照射 30 min，地面、桌面、墙壁用 0.05%～0.1% 有效氯消毒液擦拭。
2. 病人准备　手术部位备皮，可取左（右）上肢贵要静脉切开术或锁骨下静脉、颈内静脉穿刺术。
3. 手术器械的准备　详见中心静脉穿刺术。
4. 气囊漂浮导管的准备
（1）导管的选择　可根据临床需要选择不同规格的 Swan-Ganz 漂浮导管，常用的是四腔管。
（2）导管消毒　漂浮导管宜采用一次性无菌用品。如需重复使用，可对拔除的导管先以清水、0.3%过氧化氢溶液分别将导管冲洗干净,再用环氧乙烷气体熏蒸24 h,散气5~7天后即可使用。密闭包装灭菌者,有效使用期为2年。

5. 监测仪器的准备　根据所用的监护系统进行性能调试,固定压力转换器使之与病人心脏中轴线水平同高,校正零点。

五、术中护理

(一)导管置入和测量

经锁骨下静脉穿刺后,保留外鞘管,沿鞘管将漂浮导管插入静脉内,推进至45 cm时,将端孔管与压力转换器连接进行压力监测,并向气囊内注入$CO_2$1.2 ml,在压力监护下继续插入导管,此时由于气囊的漂浮作用,使导管顺血流向前推进,压力监测可见心房、心室及肺动脉压、肺毛细血管楔压等图形,再抽空气囊气体,观察此时压力是否为肺动脉压图形。如此反复试验数次,证明导管位置妥当后即可固定导管。然后将与端孔管连接的压力转换器通过三通接头与0.01%肝素生理盐水连接,滴速为5~10滴/min。

测定心排出量常用热稀释法心排量(cardiac output thermodilution, COTD)测定:从右心房水平快速均匀注入(5 ml/3 s)5 ml冰水(0~5℃),导管尖端热敏电阻可感知注射冰水前后血温之差,此温差与心排出量之间存在一定关系,通过心排出量测定仪的计算机可直接显示心排出量。需重复测3次,取平均值。正常值为4~8 L/min。

(二)术中监护

1. 严格执行无菌操作技术,协助医生进行操作。

2. 当导管插入45 cm时,准确向球囊注入1.2 ml气体。

3. 在置管中,密切观察生命体征、心电图,发现异常,及时通知医生并进行处理。

4. 测量心排出量前,将病人姓名、身高、体重等数据输入计算机内,测量时将生理盐水放入冰槽中使溶液温度降至0~5℃。

5. 肝素生理盐水冲洗测压管道1次/h,每次3~5 ml。

六、术后护理

(一)持续心电监护,严密观察病情变化

(二)监测血流动力学指标

CVP实为右房压;肺动脉压(PAP)正常值为1~6 mmHg;肺毛细血管楔压(PCWP)正常值为8~12 mmHg;右室压(RVP)正常值为0~6 mmHg;肺动脉压(PAP)正常值为15~28/5~14 mmHg,平均为20 mmHg;心排出量(CO)等,并记录。各部位压力波形特点见图6-3。

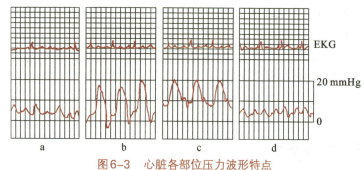

图6-3　心脏各部位压力波形特点
a. RAP波形　b. RVP波形　c. PAP波形　d. PCWP波形

（三）正确掌握测压方法

1. 根据病情变化及时测定各项压力参数。

2. 测压时嘱病人平静呼吸,在咳嗽、躁动、呕吐后应安静10~15 min后再进行测压。

3. 每次测压前校正零点　标准零点为右房水平,仰卧时在腋中线,测压时调整转化器位置,使其与右房水平等高。

4. 保持各管腔的通畅　导管端孔按0.5~0.8 ml/min速度持续缓慢滴注0.01%肝素生理盐水,每2 h一次冲洗管腔;如管腔已被血栓堵塞,不可用力推注液体,防止血栓脱落造成栓塞;防止管腔受压、曲折和脱落。

（四）并发症的防治

1. 导管扭曲和打结　如插入较长导管而压力图形不变,应怀疑导管是否打圈,可放尽气囊内气体,缓慢撤导管。如已打结,需在X线下操作使导管系结松解。

2. 气囊破裂　导管反复使用,气囊老化、受损,注入气体过多均导致气囊破裂。因此避免过量充气,使用CO_2充气。如气囊破裂,应拔除导管。

3. 心律失常　是最常见的并发症。导管尖端刺激室壁可引起室性早搏、室速等心律失常。当导管进入右心房时可向气囊内充气(约1.5 ml)以减少刺激。如心律失常频繁发生,可暂停操作,静脉注射利多卡因。

4. 动脉内栓塞和血栓栓塞　导管周围血栓形成可堵塞静脉,出现上肢水肿,颈部疼痛、静脉扩张等。如栓子脱落进入肺循环或导管持久嵌入肺小动脉等均可堵塞肺动脉导致肺梗死。因此需持续静脉内滴注肝素生理盐水。要注意监测肺动脉压图形。

5. 肺出血　肺梗死和肺动脉破裂可引起肺出血,严重时可引起大咯血。

6. 感染　漂浮导管留置的最佳时间为2~3天。局部穿刺点或切口可出现感染,还可能引起细菌性心内膜炎,甚至全身感染。因此操作过程中注意严格执行无菌操作,常规应用抗生素等。

第四节　心电监护
(Electrocardiographic Monitoring)

心电图(ECG)主要反映心脏激动的电学活动,对各种类型的心律失常和传导障碍,具有独特的诊断价值。

一、目的

1. 及时发现和识别心律失常。
2. 及时发现心肌缺血和心肌梗死。
3. 监测电解质改变。
4. 观察起搏器(pacemaker)的功能。

二、适应证

1. 心肌梗死病人、心肌病、预激综合征、病态窦房结综合征、心律失常、心力衰竭和心绞痛等心脏病病人。

2. 各类休克病人、严重电解质紊乱和慢性阻塞性肺病(chronic obstructive pulmonary disease, COPD)及呼吸衰竭。

3. 施行心脏或非心脏手术。

三、心电监护的方法

(一) 心电监护的种类

1. 心电监护系统　由一台中央监测仪和4～6台床边监测仪组成,床边监测仪的心电图信号可通过导线或遥控输入中央监测仪。该监护系统具有以下功能。

(1) 可显示、打印和记录心电图波形和心率。

(2) 设有心率报警限(alarm limited)装置。

(3) 图像冻结功能。

(4) 数小时到24 h的趋势显示和记录。较高级的监护仪还具有心律失常分析功能,如室性早搏报警功能和记录;ST段分析,诊断心肌缺血等。

2. Holter心电监护仪　包括分析仪和记录仪两部分,记录仪的心电图磁带通过胸部皮肤电极24～48 h记录休息或劳动时的心电图波形,以便动态观察。分析仪可应用微机进行识别。Holter监测主要用于冠心病、心律失常诊断及监测起搏器的功能,观察抗心律失常药物的效果。较新的Holter可持续心电监护electrocardiogram并自动分析波形,出现心肌缺血时及时报警并储存异常的心电图。

3. 遥控心电监护　不需要用导线与心电图监测仪相连接,病人身旁可携带一发射仪器,中心台可同时监测4个病人,遥控半径一般为30 m。

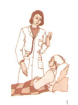
（二）监护步骤

1. 准备

（1）安放电极（electrode）前先做病人皮肤准备。用肥皂和水彻底洗净皮肤（不能使用乙醚和纯乙醇），干擦皮肤以增加组织的毛细血管血流，并除去皮肤屑和油脂。

（2）将电极导联和病人电缆相连。

（3）确认监护仪电源接通。

2. 安装心电导联 使用5个电极可同时监

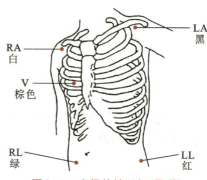

图6-4 电极的放置（五导联）

测Ⅰ、Ⅱ、Ⅲ、aVR、aVL、aVF和1个心前区导联，监测多个心肌缺血、房性和室性心律失常。

右臂电极安放在锁骨下，靠近右肩；左臂电极安放在锁骨下，靠近左肩；右腿电极安放在右下腹；左腿电极安放在左下腹；胸部电极安放在胸壁上。五导联装置的电极安放如图6-4。

表6-1分别罗列了欧洲及美国标准中的导联名称（在欧洲标准中用R、L、N、F、C表示各导联，而美国标准中则用RA、LA、RL、LL、V表示）。

表6-1 欧洲及美国标准中的导联名称

美 国		欧 洲		
导联名称	颜色	导联名称	颜色	电极
RA	白色	R	红色	右臂电极
LA	黑色	L	黄色	左臂电极
LL	红色	F	绿色	左腿电极
RL	绿色	N	黑色	右腿电极
V	棕色	C	白色	胸部电极

胸（V）导联电极可放在下列位置之一：V_1在胸骨右缘第4肋间；V_2在胸骨左缘第4肋间；V_3在V_2和V_4的中间位；V_4在左锁骨中线第5肋间；V_5在左腋前线，水平位同V_4；V_6在左腋中线，水平位同V_4；V_{3R}～V_{5R}位于胸壁右侧，其位置对应于左侧的位置；VE位于剑突隆起处；V_7在背面左腋后线第5肋间；V_{7R}在背面右腋后线第5肋间。

3. 选择清楚的导联为监护导联。

4. 调整心电图波形大小，选择能触发心率计数的QRS波群振幅（>0.5 mV）。

5. 调节心率报警上下限，选择报警范围，心律失常时，监护仪可自动报警和记录。

6. 监护导联的心电图监测要点

（1）心率 心率可灵敏地反映心血管功能变化，危重病人应每小时记录心率1次，以了解病情。

（2）心律 心律是否规整，如PP间期或RR间期是否规则；在一个心动周期中有无P波，形态是否一致；PR间期是否正常；QRS波群是否正常；注意P波与QRS波的关系，及早发现心律失常。

（3）判断心律失常的种类　如早搏、心动过速、扑动、颤动及传导阻滞等。

（4）及早发现病情　当发现心电图可疑时，如ST段上抬或降低，T波高耸或低平等，应及时做12导联心电图来分析诊断，及早发现各种急危重症，如急性心肌梗死、心律失常、严重电解质紊乱等。

7. 病情平稳后，遵医嘱结束心电监护。

（三）护理措施

1. 病人进入ICU后，应先行12导联常规心电图记录，以作为综合分析心脏电位变化的基础。

2. 电极导线应从颈前引出后连接示波器，不应从腋下及剑突下引出，避免病人翻身时拉脱电极，折断导线。

3. 应选择最佳的监护导联放置位置，以显示清晰的心电图波形。如有心房的电活动，应显示P波，选择P波清晰的导联。

4. 避免各种干扰，如交流电干扰；皮肤清洁脱脂不彻底；严重的肌电干扰；电极固定不良或脱落；导线断裂；导电糊干涸等。应认真查找原因，并给予解决。

5. 电极膜粘贴位置注意避开除颤放置电极板位置。

第五节　呼吸机的使用
(The Usage of Respirator)

呼吸机（respirator）是用机械装置进行人工通气，以维持和改善呼吸的一种治疗手段。呼吸机作为一种替代病人肺通气的有效手段，广泛地应用于重症监护、手术麻醉、急救复苏等领域。

一、目的

1. 改善通气，呼吸机可提供部分或全部通气量。
2. 减少呼吸功消耗，使呼吸肌得到休息。
3. 纠正通气/血流（V/Q）比例失调，正压通气可使吸入的气体在肺内均匀分布，增加V/Q比值，提高静脉血氧。

二、适应证

1. 多原因引起的急性呼吸衰竭（呼吸窘迫综合征、哮喘持续）及中枢性呼吸衰竭和呼吸肌麻痹等。
2. 慢性呼吸衰竭急性加剧。
3. 外科手术术中术后通气支持。

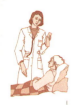

4. 呼吸功能不全者纤维支气管镜检查,颈部和气管手术,常用高频通气支持。

5. 临床应用指征 成人呼吸指标达到以下一项即可进行机械通气。

（1）自主呼吸频率>35~40次/min或<6~8次/min,呼吸节律异常,自主呼吸微弱或消失。

（2）潮气量低于正常1/3。

（3）生理无效腔/潮气量>60%。

（4）肺活量<10~15 ml/kg。

（5）动脉二氧化碳分压(PaO_2)>50 mmHg(慢性阻塞性肺病除外),并有继续升高趋势或出现精神症状。

（6）动脉氧分(PaO_2)<50 mmHg,尤其是充分氧疗后仍无改善或肺泡动脉氧分压差$P(A–a)O_2$>50 mmHg(吸空气者),或$P(A–a)O_2$>300 mmHg(吸纯氧者)。

（7）最大吸气压<25 cmH_2O者(闭合气道,努力吸气时的气道负压)。

（8）肺内分压(Qs/QT)>15%。

三、禁忌证

1. 大咯血或严重误吸引起的窒息性呼吸衰竭。

2. 气胸。

3. 伴有肺大泡的呼吸衰竭。

4. 严重心力衰竭继发的呼吸衰竭。

四、呼吸机的工作原理

正常呼吸过程是负压呼吸,而人工呼吸机是正压通气,人工呼吸机将气体送入肺内,即吸气,停止送气后靠胸廓和肺的弹性回缩使气体排出体外,即呼气。

五、呼吸机的类型

根据呼吸机吸气与呼气转换条件的不同,可分为以下主要类型:定压型、定容型、定时型。

六、呼吸机的通气模式

1. 控制通气(controlled ventilation,CV) 病人的呼吸频率、通气量、气道压力完全受呼吸机控制,适用于自主呼吸(spontaneous respiration)完全停止或较弱的重症呼吸衰竭的病人。

2. 辅助呼吸(assisted ventilation,AV) 在自发呼吸的基础上,呼吸机补充自主呼吸通气量的不足,吸气的深度由呼吸机控制,呼吸频率由病人控制。适用于轻症或重症病人的恢复期。

3. 辅助–控制通气(assist-controlled ventilation,A-CV) A-CV是将AV和CV的特点结合应用的通气方式。当病人的呼吸频率大于设置的呼吸频率时,呼吸机采用AV方式通气,当病人的呼吸频率低于设置的呼吸频率或吸气用力不能触发时,呼吸机采用CV方式通气。

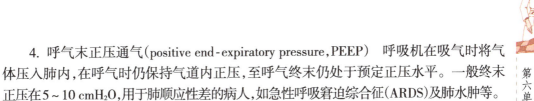

4. 呼气末正压通气(positive end-expiratory pressure,PEEP) 呼吸机在吸气时将气体压入肺内,在呼气时仍保持气道内正压,至呼气终末仍处于预定正压水平。一般终末正压在5～10 cmH$_2$O,用于肺顺应性差的病人,如急性呼吸窘迫综合征(ARDS)及肺水肿等。

5. 持续气道正压通气(continuous positive airway pressure,CPAP) 在病人自主呼吸的基础上,呼吸机在吸、呼两相均给予一定正压,把呼吸基线提高到一定正值,使肺泡扩张,适用于肺顺应性下降及肺不张、阻塞性睡眠呼吸暂停综合征等。

6. 间歇强制通气(intermittent mandatory ventilation,IMV)和同步间歇强制通气(synchronized intermittent mandatory ventilation,SIMV) IMV是指在自主呼吸的过程中,呼吸机按照指令定时、间歇地向病人提供预定量的气体。如呼吸机间歇提供的气体与病人同步,称SIMV。呼吸机的频率一般为2～10次/min。

7. 反比通气(inverse ratio ventilation,IRV) 正常吸气与呼气时间比为1：1.5～2.0,如果设置吸气时间大于呼气时间为IRV,一般为1.5～4：1,用于PEEP治疗无效的AR-DS、重症哮喘等。

七、呼吸机的使用方法

(一)呼吸机使用前的准备

1. 连接管道和模拟肺,接通电源和气源后试机 检查呼吸机正常后,可向湿化器罐内加无菌蒸馏水,调节湿化蒸发器的温度应在32～36℃。然后使呼吸机保持在开机状态,待用。

2. 呼吸机与病人的连接方式

(1) 面罩 适用于神志清楚合作者,短期或间断应用,一般为1～2 h。

(2) 气管插管 适用于半昏迷、昏迷的重症者,保留时间一般不超过72 h,如经鼻、压力套囊插管可延长保留时间。

(3) 气管切开 用于长期需要机械通气的重症病人。

(二)呼吸机的参数调节

1. 选择通气模式。

2. 通气量 潮气量:儿童5～6 ml/kg,成人8～12 ml/kg;每分通气量:儿童120～150 ml/kg,成人90～120 ml/kg;呼吸频率:新生儿40次/min,婴幼儿30次/min,学龄前儿童20次/min,成人12～16次/min。

3. 吸呼时间比(I：E) 一般按1：1.5～2调节,阻塞性通气障碍时为1：2或1：2.5,同时配以慢频率;限制性通气障碍时为1：1.5,配以快频率。

4. 吸入氧浓度[fractional excretion of the filteredsodium,$Fi(O_2)$] 低浓度氧(24%～28%)不超过40%,适用于慢性阻塞性肺部疾病病人;中浓度氧(40%～60%)适用于缺氧而二氧化碳滞留时;高浓度氧(>60%)适用于CO中毒、心源性休克,吸入高浓度氧不应超过1～2天。

5. 通气压力与PEEP 当肺内轻度病变时通气压力为15～20 cmH$_2$O,中度病变压

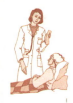
力为 $20 \sim 25\,cmH_2O$，重度病变压力为 $25 \sim 30\,cmH_2O$；当 $Fi(O_2)>0.6$ 而 $pa(O_2)$ 仍小于 60 mmHg 应加用 PEEP，并将 $Fi(O_2)$ 降至 0.5 以下，PEEP 的调节原则应从小渐增至 $5 \sim 12\,cmH_2O$。

6. 确定报警限和气道安全阀　根据操作说明书来调节。

7. 调节同步触发灵敏度　根据病人自主吸气力量的大小调整。一般为 $-4 \sim -2\,cmH_2O$。

（三）呼吸机的连接

取下模拟肺，将呼吸机 Y 型管与人工气道连接，机械通气开始后，立即听诊双肺呼吸音，如果呼吸音双侧对称，可将气管导管或金属套管上的气囊充气 $4 \sim 6$ ml，使气管导管与气管壁间的空隙密闭。

八、呼吸机治疗病人的护理

（一）病情的观察

1. 观察生命体征　观察生命体征及神志、尿量及末梢循环。

2. 观察气管插管是否移位　观察胸廓起伏是否一致，听诊双肺呼吸音是否对称，记录口腔门齿距气管导管的位置，如有异常应及时处理。

3. 观察血气分析结果　随时调整呼吸机的参数，以利于疾病的恢复。

（二）气道的湿化

1. 室内保持适宜的温度与湿度　一般保持室内温度在 $22 \sim 24\,℃$，湿度 50% ~ 70%。必要时使用湿化器加温、加湿。

2. 气道内雾化吸入　如使用超声波雾化吸入器。

3. 气道内滴注湿化液　常用的湿化液有蒸馏水、生理盐水或稀释抗生素溶液等，于吸痰前后向气道内滴注 $2 \sim 3$ ml，湿化液温度为 $32 \sim 35\,℃$。

（三）翻身拍背

雾化吸入后需翻身拍背以防止坠积性肺炎和压疮的发生。

（四）吸痰

吸痰时准备两瓶生理盐水分别供吸气道、口鼻腔使用，吸痰管选择比插入深度长 $4 \sim 5$ cm，内径不超过管径 1/2。操作步骤如下。

1. 吸痰前加大潮气量或高浓度吸氧 $1 \sim 2$ min。

2. 调节吸引装置，负压 < -50 mmHg。

3. 打开一次性吸痰管。

4. 将吸痰管正压进入后，负压边轻轻旋转边吸，吸痰时间不超过 15 s。

5. 吸痰后滴入液体 $5 \sim 10$ ml，再加大潮气量或吸入纯氧 $1 \sim 2$ min。

6. 吸尽口腔及鼻腔内的分泌物。

7. 恢复原先的潮气量和氧浓度。

九、呼吸机的撤离

当病人意识清楚,循环系统功能与中枢神经系统功能正常,呼吸生理指标正常且自主呼吸良好时,便可考虑撤离呼吸机。开始撤离时,先在白天进行间歇辅助呼吸,停机时间根据病情先从15～20 min开始,以后逐渐延长时间,然后过渡到夜间直至完全停止。

严密观察生命体征的变化,如有缺氧、呼吸加速及血气变化,应及时应用呼吸机并缩短间歇时间。

第六节　心脏电复律术
（Electrical Cardioversion）

除颤仪国内有单相波和双向波两种。除颤对室颤最有效,应尽早进行。

一、目的

心脏电复律(electrical cardioversion)是用除颤仪(defibrillator)释放高能量电脉冲治疗异位性快速心律失常,使之转变为窦性心律的方法。根据病人不同类型的心律失常可采用同步或非同步、体内或体外电复律方式。

（一）同步电复律（synchronized electrical cardioversion）

同步电复律是利用病人心电图中的R波来触发放电,使电流仅在心动周期的绝对不应期中放电,达到转复心律的目的。

（二）非同步电复律（asynchronized electrical cardioversion）

非同步电复律是指不启用同步触发装置,可在心动周期的任一时间放电除颤。

（三）体内电复律

体内电复律是将2个除颤电极板直接放置在心脏进行电击。能量在30 J以下。

（四）体外电复律

体外电复律是将2个电极板放置在胸骨右缘第2、3肋间和左侧腋中线第5肋间部位进行除颤。

二、适应证

1. 同步电复律用于治疗QRS波和T波清晰的室性或室上性心律失常。

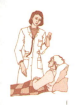

急救护理

2. 非同步电复律用于心室颤动和心室扑动。

三、禁忌证

1. 洋地黄中毒引起的心律失常。

2. 室上性心律失常伴完全性房室传导阻滞。

3. 病态窦房结综合征中的快速性心律失常。

4. 电复律后使用药物无法维持窦性心律、房颤复发或不能耐受药物维持者。阵发性心动过速反复频繁发作者。

四、术前护理

1. 用物准备

（1）除颤仪　接好地线与电源，检查其性能。准备好导联线、导电糊、电极片。

（2）急救用物　如急救药物、气管插管、吸氧及吸痰用物等。

2. 病人准备

（1）向病人及家属说明病情及除颤目的等。

（2）行心脏电复律前做好心电监护以确诊心律失常的种类。病人仰卧位，前背下垫以木板，放电极连接导联线行心电监护，建立静脉通路，按医嘱快速静注地西泮，同时让病人数1、2、3，当病人数错或混淆不清时，即可电击。

五、术中护理

（一）同步电复律

1. 开电源开关，旋转能量选择钮，选择适当的电复律能量，房扑25～50J，室上速50～100J，房颤100～200J，室速100～200J，室颤成人首次电击应选择200J。

2. 按下同步键，将导电糊涂于电极板，放置在正确部位。

3. 按下充电键，充电完毕后，两手同时按下放电键。如第一次电击后未能转为窦性心律，可适当加大能量，重复电击2～3次。成人第二次用300J，第三次用360J。

（二）非同步电复律

开机后，选择非同步电钮和适当的能量，放置电极板于正确部位充电，两手同时按下放电键进行除颤。

（三）注意事项

1. 注意安全　电复律时的电压可高达几千伏，操作时，操作者不可接触病人和床，病人应停止吸氧，推离氧气装置。

2. 防止皮肤烧伤　2个电极板应涂满导电糊，电极板边缘也应涂满，防止皮肤烧伤。

3. 保持电极板清洁　除颤后，应清除电极板上的导电糊，防止其干涸造成表面不平，下次除颤时导致皮肤烧伤。

六、术后护理

1. 观察生命体征的变化,直至病人清醒及其他病情平稳。

2. 术后1 h内于床旁连续心电图监测,观察心电图变化。

3. 术后对并发症应及时发现及处理,如电极板皮肤烧伤按一般烧伤处理,低血压可让病人卧床休息、补充血容量,栓塞发生后应立即进行溶栓和抗凝治疗等。

思考题

(一) 单选题

1. 用漂浮导管监测血流动力学时,最常见的并发症是

A. 导管扭曲　B. 心律失常　C. 气囊破裂　D. 肺出血　E. 感染

2. 关于呼吸机的使用错误的有

A. 使用呼吸机给病人吸痰时,吸痰时间不超过30 s

B. 潮气量成人为8~12 ml/kg

C. 呼吸频率成人为12~16次/min

D. 吸呼时间比一般按1∶1.5~2调节

E. 吸入高浓度氧适用于CO中毒、心源性休克,吸入高浓度氧不应超过1~2天

3. 在心电监护中,下面操作错误的有

A. 右臂电极安放在锁骨下,靠近右肩

B. 调整心电图波形大小,QRS振幅应>1 mV

C. 如ST段上抬或降低,应及时做12导联心电图

D. 有心房的电活动,应选择P波清晰的导联

E. 危重病人应每小时记录心率1次

4. 漂浮导管留置的最佳时间

A. 1天　B. 2~3天　C. 3~5天　D. 5~7天　E. 2周

5. PCWP正常值为

A. 0~8 mmHg　　　B. 8~12 mmHg　　　C. 12~18 mmHg

D. 18~20 mmHg　　　E. 20 mmHg以上

6. PCWP下降见于

A. 左心功能不全　　B. 二尖瓣狭窄　　C. 血容量过多

D. 二尖瓣关闭不全　E. 血容量不足

(二) 多选题

1. 引起CVP增高的因素有

A. 脱水　B. 快速补液　C. 右心衰竭　D. 肺水肿　E. 机械通气

2. 有关电除颤,下面哪些是正确的?

A. 放电时任何人及电器不得接触病人与病床

B. 成人室颤或心搏骤停时首次电击应选择200 J,第二次用200 J,第三次用300 J

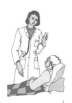
C. 操作时病人可持续吸氧

D. 体外电复律时将2个电极板放置在胸骨右缘第2、3肋间和左侧腋中线第5肋间

E. 术后1h内于床旁连续心电图监测

3. CVP监测中正确的是

A. 测CVP时量尺刻度"0"必须与右心房保持同一水平

B. 测压时应排尽管道内气体

C. 测压后应及时将生理盐水输入通路持续点滴

D. 每周更换测压管道

E. 可利用测压的静脉通路输含钾溶液

4. 动脉压直接监测中常见的并发症有

A. 发热　　B. 局部出血　　C. 手指疼痛　　D. 远端肢体缺血　　E. 感染

（三）阅读理解

Electrocardiographic Monitoring

Continuous electrocardiographic(ECG)monitoring was initially developed for the coronary care unit to detect lifethreatening ventricular dysrhythmias and bradycardias in patients with acute myocardial infarction.This capability, coupled with the development and introduction of cardiac defibrillators and pacemakers, was responsible in part for the reduction in mortality from myocardial infarction in the late 1996s. Therefore electrocardiography has become a cornerstone of monitoring technology in most, if not all, critical care units.Because admission to a critical care unit is no longer limited to myocardial infarction but increasingly is being offered to patients with undiagnosed chest pain syndromes and unstable angina, the capabilities of ECG monitoring have grown to encompass more sophisticated arrhythmia detection software with elaborate alarm systems and continuous ST - segment monitoring for silent ischemia.These capabilities are necessary in any critical care setting, since patients are older, with complex multisystem illness, and both metabolic - induced arrhythmias and concomitant ischemic heart disease are more common.

Diagnosing and managing arrhythmias in the critical care arena continue to be an enormous challenge to the intensivist. In part this is because of evolving concepts of antiarrhythmic medications and the risk/benefit ratio of treatment for a particular patient.In the Cardiac Arrhythmia Suppression Trial(CAST), patients who were at highest risk for sudden death and who were treated prophylactically with an antiarrhythmic agent after a recent myocardial infarction had a higher mortality rate than those given placebo.This landmark study highlithted the potential harmful effects of antiarrhythmic agents and changed the approach to and management of arrhythmias.The need for excellent ECG monitoring, not only to diagnose cardiovascular events in the critically ill, but also to identify proarrhythmic effects, became even more apparent.The need of patients in the intensive care unit is especially urgent because of the frequent use of multiple drugs and invasive procedures.

Because of the increasing clinical reliance on the changing capabilities of ECG monitoring, ensuring the accuracy of this information is imperative. Some sort of standardization is also needed so that information can be exchanged from unit to unit within a particular hospital, nationally, or even internationally. This will also be of utmost importance for multicenter research and interinstitution project collaboration. Indeed, the need for standardization has been so urgent that a special task force of the Council on Clinical Cardiology of the American Heart Association published standards of practice and instrumentation for ECG monitoring in critical care units in 1989.

Question: Why ECG monitoring is needed?

第七单元 心肺脑复苏

（Cardio Pulmonary Cerebral Resuscitation）

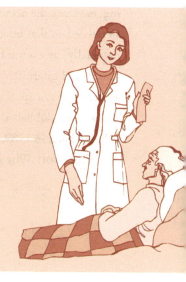

心肺脑复苏（cardio pulmonary cerebral resuscitation，CPCR）是通过机械、生理和药理学方法使心搏和呼吸停止（cardiopulmonary arrest）的病人恢复生命体征的急救医疗措施。CPCR的成功率与抢救是否及时、方法是否得当有关，复苏越早，成功率越高。心搏骤停大多发生在医院外，由目击者立即开始复苏最理想。因此，加强和提高医护人员心肺复苏技能，并在公众中普及心肺复苏知识，使复苏技术社会化，才能提高总体复苏成功率。

第一节 心搏骤停
（Sudden Cardiac Arrest）

心搏骤停（sudden cardiac arrest）是指心脏有效泵功能突然停止，或者心脏射血功能突然停止。

一、心搏骤停的原因

1. 心脏器质性疾病 如冠心病、心肌梗死、急性心肌炎等。

2. 意外事故 电击、雷击或溺水，以创伤最为多见。

3. 麻醉（anesthesia）和手术意外 如呼吸道管理不当、麻醉剂量过大、硬膜外麻醉药物误入蛛网膜下腔、肌肉松弛剂使用不当、低温麻醉温度过低、心脏手术等。

4. 水、电解质与酸碱平衡严重紊乱 体内严重低钾（hypokalemia）或高钾（hyperkalemia）、酸中毒（acidosis）等。

5. 药物中毒或过敏 如洋地黄类、喹尼丁等药物可致严重心率不齐（arrhythmias），青霉素、链霉素、某些血清制剂引起严重过敏反应均可致心搏骤停。

6. 其他　某些血管诊断性操作,如行血管造影、心导管检查。

二、 心搏骤停的类型

根据心脏活动情况及心电图(electrocardiogram,ECG)表现,心搏骤停表现为心室颤动(ventricular fibrillation)、心脏停搏(cardiac arrest)、心电-机械分离(electromechanical dissociation)3种类型,虽在心电和心脏活动方面各有其特点,其共同的结果是心脏丧失有效收缩和排血功能,使血液循环停止而引起相同的临床表现。其中以室颤最为常见。室颤多发生于急性心肌梗死早期或严重心肌缺血时,也见于外科心脏手术后,该类型复苏成功率最高。

三、心搏骤停的临床表现

1. 意识突然消失(unconsciousness)　可伴有短暂抽搐。

2. 大动脉搏动消失(absence of main artery pulse)　用手指触不到颈动脉、股动脉搏动脉搏,心音消失(absence of heart sound),血压测不出(absence of blood pressure)。

3. 呼吸断续　呈叹息样,随即停止,多发生在心脏停搏后30 s内。

4. 其他　面色苍白或发绀(pallor and cyanosis),瞳孔散大(dilated pupils),反射消失(unresponsiveness)等。

四、心搏骤停的诊断

最可靠且出现较早的临床表现是:① 意识突然消失;② 大动脉搏动消失,如颈动脉、股动脉。此两个征象存在,心搏骤停的诊断即可成立,应立即进行初步急救。不可要求所有临床表现都具备才确立诊断,更不能因反复心脏听诊或测血压、做心电图而延误复苏救护。

第二节　心肺脑复苏
(Cardio-Pulmonary-Cerebral Resuscitation,CPCR)

CPCR包括基础生命支持(basic life support,BLS)、进一步生命支持(advanced cardiac life support,ACLS)和延续生命支持 (prolonged life support,PLS)3个主要环节。其目的是迅速恢复有效通气和循环,维持脑组织灌注,最终完全恢复脑功能。

一、基础生命支持(Basic Life Support)

BLS又称初期复苏或现场急救(first aid)。其主要目标是向心、脑及全身重要器官供氧,延长机体耐受临床死亡(clinical death)时间。临床死亡指心搏、呼吸停止,机体完全缺血,但还存在CPCR机会的一段时间,为4～6 min。 BLS包括:心搏、呼吸停止的判定、建立有效循环(circulation,C)、畅通呼吸道(airway,A)和人工呼吸(breathing,B)等环

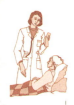

节,即CPR的CAB步骤。

（一）判断心搏骤停(Assess of Cardiac Arrest)

救护者(rescuer)轻拍并呼叫病人,若无反应即可判断为意识消失(unconsciousness),同时触摸颈动脉。若意识消失伴颈动脉搏动消失,即可判定为心搏骤停,此项判断需在5~10 s内完成。应立即高声呼救,请求他人帮助。

（二）人工循环(Circulation,C)

为使CPR确实有效,必须将病人仰卧位(supine position),双臂应置于躯干两侧,若病人在软床上,应在其身下垫硬木板或特制木垫,或在现场平地进行CPR。

1. 判断循环(Assess circulation)　常用触摸颈动脉的方法。颈动脉较粗,容易暴露,便于迅速触摸。方法为触摸病人喉结再滑向一侧,颈动脉搏动点即在此平面的胸锁乳突肌前缘的凹陷处(图7-1)。触摸时应轻柔,不可用力,用5~10 s来确定。若有头颈部外伤,应尽量避免移动病人,以防脊髓进一步损伤。婴幼儿常用触摸肱动脉的方法。

2. 心前区捶击(first percussion on precardium)
心搏骤停的1.5 min内心肌应激性最高,给以迅速心前区捶击,对心室颤动的病人有"机械除颤"作用。心前区捶击只能刺激有反应的心脏,不具有胸外按压推动血流的作用,故对心搏骤停脉搏消失者无电除颤器可供立即除颤时采用(肋骨骨折病人不用)。

（1）方法　抢救者右手松握空心拳,小鱼际肌侧朝向病人胸壁,以距离胸壁20~25 cm高度,垂直向下

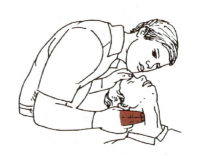

图7-1　触摸颈动脉

捶击心前区,即胸骨下段上放置的左手手背。捶击1~2次,每次1~2 s,力量中等。观察心电图变化,如无变化,应立即行CPR。

（2）注意事项　捶击不宜反复进行,最多不超过2次;捶击时用力不宜过猛;婴幼儿禁用。

3. 胸外心脏按压(external cardiac compression)　目前有两种学说。①心泵学说:心搏骤停病人的胸廓有一定弹性,胸骨和肋软骨交界处可因受压而下陷。因此,在对胸骨挤压时,位于胸骨和脊柱之间的心脏被挤压,引起心室内压力的增加和瓣膜的关闭,正是这种压力使血液流向肺动脉和主动脉。而当胸腔挤压解除时,心室恢复舒张状态,产生吸引作用,使血液回流,充盈心脏。②胸泵学说:胸外按压时,胸廓下陷,容量缩小,使胸膜腔内压增高并平均传至胸腔内所有大血管,由于动脉不萎陷,动脉压的升高全部用以促使动脉血由胸腔内向周围流动,而静脉血管由于静脉萎陷及静脉瓣的阻挡,压力不能传向胸腔外静脉。当放松时,胸骨由于两侧肋骨和肋软骨的支持,回复原来位置,胸廓容量增大,胸膜腔内压减小,当低于静脉压时,静脉血回流至心脏,心室得到充盈,可建立有效的人工循环。

（1）操作方法

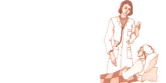

1）病人体位：仰卧于硬板床或地上。用仰面举颏法保持气道通畅。

2）确定按压部位：① 抢救者用触摸颈动脉，一手的食指和中指沿病人靠近抢救者一侧的肋弓下缘，向上滑行到两肋弓的交汇点（即胸骨下切迹），将中指定位于下切迹处，示指与中指并拢。另一手的掌根从前额移至紧靠在食指旁并平放，即胸骨中、下1/3交界处，为正确的按压部位（图7-2a）。② 将男性或女性（乳房下垂除外）的乳头连线，连线中点即为按压部位。③ 将与病人等大的右手掌与肋骨垂直平放在胸骨上，中指指尖触摸到胸骨上切迹，然后再将手掌向右旋转90°，此时手掌按压的部位即为正确的按压部位。

3）按压方法：抢救者站在或跪于病人右侧，为确保按压力垂直作用于病人胸骨，操作时将病人足侧的手平行重叠在已置于病人胸骨按压处的另一只手之背上，手指并拢或互相握持，只以掌根部位接触病人胸骨，两臂位于病人胸骨正上方，双肘关节伸直，利用上身重量垂直下压，对中等体重的成人下压深度至少5cm（儿童大约为5cm，婴儿大约为4cm），而后迅即放松，解除压力，让胸廓自行复位。按压与放松时间大致相等，频率至少100次/min（图7-2）。如此反复进行，保证每次按压后胸骨回弹并尽可能减少胸外按压的中断。

（2）注意事项

1）按压部位要准确：如部位太低，可能损伤腹部脏器或引起胃内容物反流；部位太高，可能伤及大血管。

2）按压应平稳、规律，用力要均匀、适度：过轻达不到效果，过重则可能引起肋骨骨折、肋骨与肋软骨分离、肺及心脏损伤出血等并发症。

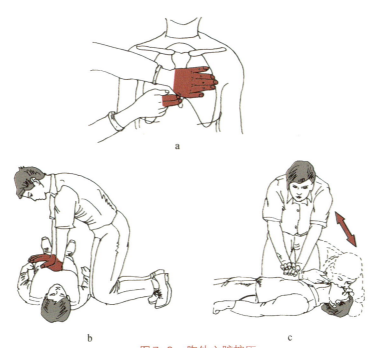

图7-2　胸外心脏按压

a. 按压点的确定　　b. 按压时的姿势　　c. 心脏按压与人工呼吸的配合

91

3）按压姿势要正确:注意肘关节伸直,双肩位于双手的正上方,手指不应加压于病人胸部,在按压间隙的放松期,操作者不加任何压力,但手掌根仍置于胸骨中下部,不离开胸壁以免移位。

4）病人头部适当放低,以避免按压时呕吐物反流至气管,也可防止因头部高于心脏水平而影响脑血流。

5）操作过程中,若抢救者相互替换,可在完成一组按压、通气后的间隙中进行,不得使复苏抢救中断时间超过5~7 s。胸外心脏按压最好一人坚持10~15 min,不要换人太勤。

（3）复苏有效的标志　缺氧(anoxia)情况明显改善;瞳孔由大变小;按压时可扪及大动脉搏动,肢动脉收缩压≥8 kPa(60 mmHg);有知觉反射、呻吟或出现自主呼吸(spontaneous breathing)。

4. 插入式腹部加压心肺复苏(interposed abdominal counterpulsation, IAC-CPR) IAC-CPR是20世纪90年代初期提出的建立人工循环的新方法。该法是在实行标准CPR时,由另一名抢救者在胸部按压的间歇期间插入一个附加的腹部加压动作。操作时,给予腹部加压的救护者双手作用于脐区,当胸部按压时腹部放松,反之腹部按压时胸部放松。此方法一面使肝等内脏器官不易被损伤,另一方面由于通气后期腹压的持续存在,减少了胃胀气。

（三）开放气道（Airway，A）

1. 清理气道（clearing airway）　将病人仰卧,松解衣领及裤带,挖出口中污物及呕吐物等,若口咽部有异物,救护者将一拇指及其他手指抓住病人的舌和下颌拉向前,可部分解除阻塞,然后用另一手的示指伸入病人口腔深处直至舌根部,掏出异物。

2. 开放气道（open the airway）　病人意识丧失后下颌肌松弛,舌根后坠,压迫咽后壁,舌骨同时后退,声门趋于关闭。病人颈椎弯曲使咽道狭窄,吸气时导致气道内负压也使舌向后靠近咽后壁,阻塞气道（图7-3）。可按以下手法开放气道（图7-4）。

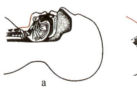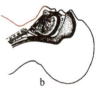

图7-3　气道梗阻与开放
a.气道梗阻　b.气道开放

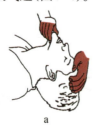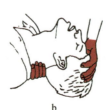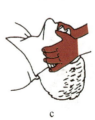

图7-4　开放气道的方法
a.仰面举颏法　b.仰面抬颈法　c.托下颌法

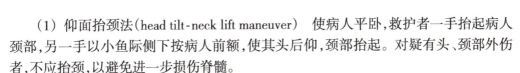

（1）仰面抬颈法（head tilt-neck lift maneuver） 使病人平卧，救护者一手抬起病人颈部，另一手以小鱼际侧下按病人前额，使其头后仰，颈部抬起。对疑有头、颈部外伤者，不应抬颈，以避免进一步损伤脊髓。

（2）仰面举颏法（head tilt-chin lift maneuver） 病人平卧，救护者一手置于病人前额，手掌用力向后压以使其头后仰，另一手的手指放在靠近颏部的下颌骨的下方，将颏部向前抬起帮助头部后仰，使气道开放。

（3）双手托颌法（jaw thrust maneuver） 病人平卧，救护者用两手同时将左右下颌角托起，一面使其头后仰，一面将下颌骨前移，即可开放气道。此法适用于颈部有外伤者，以下颌上提为主，不能将病人头部后仰或左右转动。

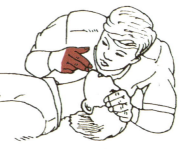

3. 判断有无自主呼吸（assess of spontaneous breathing） 在保持病人气道开放条件下，救护者将耳部贴近病人口鼻，观察有无胸廓起伏动作，聆听有无呼气声并感觉有无气流（图7-5）。此项判断需在3~5s内完成。若无呼吸要立即进行人工呼吸（artificial respiration）。

图7-5 判断呼吸

（四）人工呼吸（Breathing，B）

若判断无自主呼吸要立即采取人工呼吸，即用人工方法借外力来推动肺、膈肌或胸廓的活动，使气体被动进入或排出肺脏，以保证机体O_2的供给和CO_2排出。正常人呼出气中含有CO_2和16%~18%的O_2，救护者以通常2倍的换气量吸气后，在规律吹气条件下，就可使病人维持生命所需的氧气浓度。

1. 口对口人工呼吸（month-to-month ventilation） 这是为病人供应氧气的快速而有效的方法，借助救护者用力吹气的力量，把气体吹入病人肺泡，使肺间歇性膨胀，以维持肺泡通气和氧合作用，减轻机体缺氧及CO_2滞留。

方法：在保持病人气道通畅的同时，抢救者用压前额的那只手的拇指、示指捏紧病人的鼻子，防止吹气时气体从鼻孔逸出。同时深吸一口气后，双唇紧贴病人口部，然后用力吹气，使病人胸廓扩张。吹气毕，松开捏鼻孔的手，侧头吸入新鲜空气并观察胸部下降，听、感觉病人呼吸气体流动情况（图7-6），按以上步骤反复进行。吹气频率：成人14~16次/min，儿童18~20次/min，婴幼儿30~40次/min。

2. 口对鼻人工呼吸（month-to-nose ventilation）适用于口周外伤或张口困难等病人。

方法：在保持畅通气道的条件下，吹气时应将病人颏部上推，使上下唇紧闭，救护者于深吸气后以口唇包严病人鼻孔并吹气，观察胸部起伏。完成吹气，救护者口唇移开鼻孔，手放松。基本方法同口对口吹气法（month-to-month insufflation）。

如有特别面罩或通气管，则可通过口对面罩（mouth-to-barrier ventilation）或通气管吹气（mouth-to-

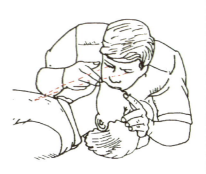

图7-6 口对口人工呼吸

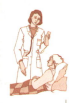
stoma ventilation)。前者可保护术者不受感染,后者还可较好地保持病人口咽部的气道通畅,避免舌后坠所致的气道受阻,在一定程度上减少了口腔部的呼吸道无效腔。

3. 注意事项

（1）人工呼吸一定要在气道开放的情况下进行。

（2）吹气时间宜短,以占1次呼吸周期的1/3为宜。吹气至少>1s,首次吹气2次。为控制V/Q=0.8,有心搏无呼吸病人吹气10～12次/min;无心搏无呼吸病人吹气8～10次/min。

（3）向病人肺内吹气不能太多,仅需胸部隆起即可,吹气量不能太大,以免引起胃胀气。

（4）对婴幼儿,则对口鼻同时吹气更易施行。

（5）为防止交叉感染,操作者可取一块单层纱布覆盖在病人口或鼻上,有条件时用面罩或通气管则更理想。

整个CPR过程及时间要求归纳总结于表7-1。

表7-1　CPR各步骤操作内容与时间

时间/s	程　序	重　点
4～10	判断意识、高声求助、安置复苏体位	检查时,回忆CPR程序
5～10	A. 检查脉搏	不要花费更长时间
30～40	实施胸外心脏按压,人工呼吸以30:2进行,检查呼吸和循环体征	按压定位要准确
5	B. 开放气道、检查呼吸(一看、二听、三感觉)	检查呼吸必须先通畅气道
5	C. 吹气2次的人工呼吸	注意胸部起伏
5	每隔3～4 min,评估1次呼吸循环体征	如无呼吸、脉搏,继续CPR

（五）婴幼儿心肺复苏(Infant and Child CPR)

婴儿和儿童现场CPR与成人基本相同,以表7-2对成人、儿童、婴儿的复苏比较作一归纳。

一般认为,1名和2名复苏者,在实施成人CPR时,按压与通气比为30:2,进行5个循环,大约需要2min。青春期以前的儿童及婴儿,1名复苏者在实施CPR时,按压与通气比为30:2,进行5个循环,大约需要2min,而2名复苏者在实施CPR时,按压与通气比为15:2,进行8个循环,大约需要2min。

二、进一步生命支持(Advanced Cardiac Life Support，ACLS)

ACLS主要是在BLS基础上借助专业救护设备及技术,建立和维持有效的通气和循环功能,继续进一步的生命救助。包括建立静脉输液通道(fluid)、药物治疗(drugs)、电除颤(defibrillation)、气管插管(tracheal intubation),机械呼吸等一系列维持和监测心肺功能的措施。ACLS应尽早开始,如人力足够,ACLS与BLS应同时进行,可取得较好的效果。

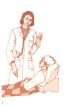

表7-2 成人、儿童、婴儿实施CPR比较表

项 目	成 人	儿 童	婴 儿
判断意识	呼喊、轻拍	呼喊、轻拍	拍击足底、捏掐上臂
开放气道	头部后仰，呈90°	头部后仰呈60°	头部后仰呈30°
吹气方式	口对口、口对鼻	口对口、口对鼻	口对口鼻
吹气量	700～1 100 ml	胸部隆起	胸部起伏
吹气频率	14～16次/min	18～20次/min	30～40次/min
检查脉搏	颈动脉	颈动脉	肱动脉
胸外按压部位	胸骨中下1/3交界	胸骨中下1/3交界	胸骨下1/2
胸外按压方式	双手掌根重叠	单手掌根	中指、无名指
胸外按压深度	至少5 cm	5cm	4 cm
胸外按压频率	至少100次/min	100次/min	110～120次/min
按压与吹气比例	30:2	5:1	5:1

（一）控制气道(Airway Control)

1. 口咽通气管（oropharyngeal airway）和鼻咽通气管（nasopharyngeal airway） 可以使舌根离开咽后壁，解除气道梗阻。口咽通气管由舌面上方压入后作180° 翻转，放置于中央位置，直至通气管前端开口面对声门。鼻咽通气管长约15 cm，管外涂润滑油，插入鼻孔后沿鼻腔下壁插入至下咽部。

2. 气管插管（tracheal intubation） 为最可靠的保持气道通畅的方法。有条件时，应尽早做气管插管，防止肺部吸入异物和胃内容物，便于清除气道分泌物，并可与简易人工呼吸器（simple respirator）、麻醉机（anesthetic machine）或呼吸机相接以行机械人工呼吸。

3. 环甲膜穿刺（thyrocricocentesis） 用于颈椎损伤、气管内出血、气管内异物的病人，插管困难而严重窒息的病人，可用16号粗针头刺入环甲膜，接上"T"型管输氧，可立即缓解缺氧状况，为气管插管或气管切开赢得时间。

4. 气管切开（tracheotomy） 适用于上呼吸道狭窄，心肺复苏后仍长期昏迷的病人。为了长期保持气道通畅，易于清除气道分泌物，减少呼吸阻力和呼吸道解剖无效腔，可采用气管切开。

（二）氧疗和人工通气(Oxygen Therapy and Artificial Ventilation)

1. 简易呼吸机（simple respirator） 由一个有弹性的皮囊、三通呼吸活门、衔接管和面罩组成。在皮囊后面空气入口处有单向活门，以确保皮囊舒张时空气能单向流入；其侧方有氧气入口，可自此输氧10～15 L/min，可使吸入氧气浓度增至75％以上。

2. 机械人工通气（mechanical ventilation）和机械人工循环 气管内插管和呼吸机加压给氧，可减少呼吸道无效腔，保证供氧，呼吸参数易于控制，是最有效的人工呼吸。目前有电动、气动和手动控制的胸外机械压胸器，有的兼施机械人工通气，有利于转送途中继续进行胸外心脏按压。

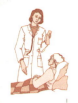

（三）胸内心脏按压（Internal Cardiac Compression）

用于经常规胸外心脏按压10～15 min（最多不超过20 min）无效者，或胸部创伤（肋骨骨折）、胸廓畸形、张力性气胸、心脏压塞等不能进行胸外心脏按压者。

方法：采用左前外侧第4肋间切口，以右手进胸。进胸后，右手大鱼际肌和拇指置于心脏前面，另4手指和手掌放在心脏后面，以80次/min的速度，有节律的挤压心脏。也可用两手法，将两手分别置于左右心室同时挤压。当决定胸内心脏按压时，护士要迅速做好皮肤消毒，手术器械及复苏急救药品准备，并行气管插管维持呼吸，手术结束前，准备好水封瓶做胸腔闭式引流。

（四）电除颤（Defibrillation）

救护车内配备有心电监测和除颤器。一旦明确为室颤（ventricular fibrillation），应迅速进行除颤，它是室颤最有效的治疗方法。目前强调除颤越早越好，室颤发生的早期一般为粗颤（coarse fibrillation），此时除颤易于成功，故应争取在2 min内进行，否则心肌因缺氧由粗颤转为细颤（fine fibrillation）则除颤不易成功。在除颤器准备好之前，应持续心脏按压。一次除颤未成功时应当创造条件重复除颤。除颤方法见第六单元第六节心脏电复律术。

（五）复苏用药

用药目的是激发心脏复跳并增加心肌收缩力；防治心律失常；纠正酸中毒；补充血容量和电解质；提高室颤阈或心肌张力，为除颤创造条件。

1. 给药途径

（1）静脉给药（intravenous route）　为首选给药途径，以上腔静脉系统给药为宜。最好的途径为经肘静脉插管到中心静脉。

（2）气管内给药（endotracheal route）　某些药物可经气管插管或环甲膜穿刺注入气管，通过气管、支气管黏膜迅速吸收进入血液循环。常用药物有肾上腺素（adrenalin）、利多卡因（lidocaine）、阿托品（atropine）等。一般以常规剂量溶解在5～10 ml注射用水中，用一根稍长细管自气管导管远端推注，给药后施行正压通气，以便药物弥散到两侧支气管。可作为给药的第二途径选择。

（3）心内注射给药（intracardiac injection）　在心内心脏按压的条件下可以应用。因其有许多缺点，如注射过程中中断CPR，操作不当可发生气胸、血胸或冠状动脉撕裂、心包积血等，且注入心腔内的准确性不到50%。若将肾上腺素等药物注入心肌内，还可造成顽固性室颤。因此自胸外向心内注药不宜作为常规给药途径。

方法：①心前区注射法：于第4肋间胸骨左缘旁开2cm处，垂直刺入皮肤，边进针边回抽血，达一定深度（成人4～5 cm，小儿不超过3 cm）抽得大量回血，然后迅速注药。②剑突下注射法：于剑突与左肋弓连接处1cm将穿刺针刺入皮下，使针头与皮肤成15°～30°，向心底部刺入，抽得大量回血后注药。③直接心内注射法：适合开胸复苏者，用7号针头避开冠状血管直接向左或右心室穿刺注药。

注意事项:应选择长度合适的针头,否则达不到深度;穿刺以右心室为宜,可减少血管损伤;穿刺时暂停人工呼吸,以免刺破肺组织形成气胸;回抽大量血后注药,切忌将药物注入心肌内,引起心肌坏死或心律失常;操作应迅速,尽量缩短心脏按压中断时间。

2. 常用药物

(1)肾上腺素(adrenalin) 心脏复苏的首选药物。首次剂量肾上腺素 1 mg IV,每隔 3~5 min 1 次,可适量递增,可酌情应用较大剂量直至 5 mg 静脉滴注,但总量不宜超过 0.2 mg/kg。

(2)碳酸氢钠(sodium bicarbonate) 首量为 5% 碳酸氢钠(sodium bicarbonate)100 ml,以后每 10~15 min 用半量。复苏后期应测定动脉血 pH 和 $pa(CO_2)$ 以指导碳酸氢钠用量。

(3)利多卡因(lidocaine) 是室性心动过速的首选药物,也是心搏骤停、室颤的较好首选药物。首量 1 mg/kg,必要时以 2~4 mg/min 静脉滴注。

(4)阿托品(atropine) 可减弱迷走神经作用,提高窦房结的兴奋性,促进房室传导,对心动过缓有较好疗效。首次用量 0.5~1mg IV,必要时 3~5 min 后可重复使用。

三、延续生命支持(Prolonged Life Support,PLS)

PLS 的重点是脑保护、脑复苏及复苏后疾病的防治。即除了积极进行脑复苏,应严密监测心、肺、肝、肾、凝血及消化器官的功能,一旦发现异常立即采取有针对性的治疗。

(一)脑复苏(Cerebral Resuscitation)

脑组织在人体器官中最容易受缺血伤害,这是由于脑组织的高代谢率、高氧耗和对高血流量的需求。脑内的能量储备有限,所储备的 ATP 和糖原,在心搏停止后 5 min 内即完全耗竭,故脑血流中断 5~10 s 就发生晕厥、抽搐,如超过 4~5 min,就有生命危险。CPCR 的最终目的不仅使心搏与呼吸恢复,还在于使病人恢复智能和有质量的生活。

1. 降温(hypothermia) 循环停止后,影响中枢神经细胞功能的恢复最重要的两个因素是脑循环状态和脑温。降温可以减少脑的氧耗率,体温每下降 1℃,可使代谢下降 5%~6%。是防治脑水肿、降低颅内压的重要措施之一。但低温可增加血黏稠度,减少心排出量,易致感染,若体温波动大,出现寒战,反而增加氧耗。

(1)开始时间 产生脑细胞损害和脑水肿(cerebral edema)的关键性时刻,是循环停止后的最初 5 min。应争取在抢救开始后 5 min 内用冰帽保护大脑。

(2)降温深度 应将体温(体表或鼻腔温度)降至亚冬眠(35℃)或冬眠(32℃)水平。采用头部重点降温法将脑组织温度降至 28℃。

(3)持续时间 根据病情决定一般需 2~3 天,严重者可至 1 周以上。为了防止复温后脑水肿反复和脑耗氧量增加而加重脑损害,故降温持续至中枢神经系统皮质功能开始恢复,即以听觉恢复为指标,然后逐步停止降温,让体温自动缓慢上升,绝不能复

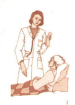

温过快,一般每24 h将体温提升1~2℃。

（4）方法 ①物理降温:除在颈部、前额、腋下、腹股沟应用冰袋降温外,还必须在头部放置冰帽。②药物降温:冬眠药物进行冬眠疗法可消除低温引起的寒战,解除低温时的血管痉挛,改善循环血流灌注和辅助物理降温。可选用冬眠Ⅰ号或Ⅳ号分次肌内注射或静脉滴注。物理降温必须和药物降温同时进行,才能达到降温的目的和要求。

2. 脑复苏药物的应用

（1）脱水剂(dehydrating agents) 常用20%甘露醇(mannitol)250 ml静脉推注或静脉滴注,30 min滴完;呋塞米(furosemide) 20 mg静脉推注,视病情重复使用。

（2）糖皮质激素(glucocorticoid) 选用作用强而对水钠代谢作用较小的药物地塞米松(dexamethasone)。

（3）促进脑细胞代谢药物 ATP、葡萄糖、辅酶A、细胞色素c和多种维生素等与脑代谢有关的药物均可应用。

（4）镇静止痉 可用巴比妥(barbital)药物镇静、安眠、止痉,对不完全性脑缺血、缺氧的脑组织具有良好的保护作用。

3. 高压氧疗法(hyperbaric oxygen therapy) 高压氧可提高血液和组织的氧张力,对脑细胞的供氧十分有利;另外高浓度的氧对血管的直接刺激,引起血管收缩,使颅内压降低,改善脑循环,对受损脑组织的局部供血有利,应尽早使用。

4. 转归 脑缺血后的恢复进程,基本按照解剖水平自下而上恢复,首先复苏的是延髓,恢复自主呼吸(spontaneous breathing),继之瞳孔对光反射恢复,接着是咳嗽、吞咽、角膜和痛觉反射的恢复,随之出现四肢屈伸活动和听觉。听觉的出现是脑皮质功能恢复的信号,呼唤反应的出现意味着病人即将清醒。最后是共济功能和视觉恢复。不同程度的脑缺血、缺氧,经复苏处理后可能有4种转归。

（1）完全恢复。

（2）恢复意识,遗有智力减退、精神异常或肢体功能障碍等。

（3）去大脑皮质综合征,无意识活动,但保留着呼吸和脑干功能。眼睑开闭自由,眼球常无目的地转动或转向一侧,有吞咽、咳嗽、角膜和瞳孔对光反射,时有咀嚼、吮吸动作,肢体对疼痛能回避。肌张力增高,饮食全靠鼻饲,大小便失禁。仅少数病人可能有好转,多数病人将停留在"植物性状态"。

（4）脑死亡(brain death) 对脑死亡的诊断涉及体征、脑电图(electroencephalogram,EEG)、脑循环和脑代谢等方面。主要包括:①持续深昏迷,对外部刺激全无反应。②无自主呼吸。③无自主运动,肌肉无张力。④脑干功能和脑干反射大部或全部丧失,体温调节紊乱。⑤EEG呈等电位。⑥排除抑制脑功能的可能因素,如低温、严重代谢和内分泌紊乱、肌松药和其他药物的作用等。脑死亡的诊断一般需观察24~48 h方能作出结论。

（二）维持循环功能

心肺复苏后,多有血压不稳定或低血压状态,为判定有无低血容量及掌握好输液量和速度,可将中心静脉压(CVP)、血压和尿量三者结合起来分析以指导输液治疗。血压低、CVP高、尿少,提示心肌收缩乏力,以增加心肌收缩力为主。如体内液体相对过多,在给予强心药的同时,可适当给予呋塞米(furosemide)20~40 mg静脉推注,以促进液体排出,减轻心脏负荷。

(三)维持呼吸功能

心搏恢复后,自主呼吸(spontaneous breathing)未必恢复,或已恢复但不正常,应继续进行有效的人工呼吸(artificial respiration),及时行血气监测,促进自主呼吸尽快恢复正常。用机械通气时,对通气参数和通气模式要选择合适,在氧合良好的前提下,务必使平均气道压尽可能低,以免阻碍静脉回流或胸膜腔内压增高而导致心排血量减少等不良影响。

(四)纠正酸中毒

心搏骤停时间长的病人,在复苏后随着微循环的改善,组织内堆积的酸性代谢产物可能不断被带入血液,或由于较长时间的低血压和缺氧,代谢性酸中毒仍能继续发展。应根据动脉血气、酸碱测定分析决定碱性药物的用量。

(五)防治肾衰竭(Prevention and Cure of Renal Failure)

应留置导尿管,监测每小时尿量,定时检查血、尿,尿素氮和肌酐浓度,血、尿电解质浓度,鉴别少尿的原因。

(六)其他

1. 控制原发病 为巩固复苏效果,应积极治疗原发病,如外伤病人需清创、止血、扩容等。

2. 防治感染 复苏病人机体抵抗力急剧下降,加上各种侵入性治疗,如插管操作等感染机会明显增加。抢救过程中应严格遵守无菌操作技术,并常规使用抗生素。

第三节 复苏后的监护
(Postresuscitation Monitoring)

复苏后(postresuscitation)病情尚未稳定,需继续严密监测和护理,因病人随时有心搏、呼吸再度停止而死亡的危险。

一、酸碱平衡监护(Monitoring of Acid-Base Balance)

应观察有无呼吸急促、烦躁不安、皮肤潮红、多汗和CO_2滞留而致酸中毒的症状。查血pH、HCO_3^-、$pa(CO_2)$等。酸中毒是心肺复苏后循环、呼吸功能不稳定,发生心律失常和低血压的重要因素,必须迅速纠正,方法如下:

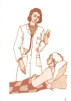

1. 呼吸性酸中毒（respiratory acidosis） 主要通过呼吸支持,建立有效的人工呼吸来纠正,特别是在气管插管（tracheal intubation）人工呼吸时,可加强通气,既保证供O_2,又使CO_2迅速排出。

2. 代谢性酸中毒（metabolic acidosis） 应用呼吸支持和碱性药物来纠正。可静脉滴注碳酸氢钠,以纠正脑、心、肺等重要脏器的酸中毒。可用利尿剂 (diuretics) 和补充血容量,保护肾排酸保碱的功能。

二、循环系统的监护(Monitoring of Circulation)

可通过观察皮肤、口唇颜色,四肢温度、湿度,指(趾)甲的颜色及静脉的充盈情况,心电监护、BP、CVP等了解循环功能。

1. 复苏后（postresuscitation）心律是不稳定的,应密切观察心电的变化。如出现室性早搏(ventricular premature beat)、室性心动过速(ventricular tachycardia)等心律失常时,给予相应的处理。

2. 每15 min测量脉率、心率、血压1次至平稳。血压维持在90～100 mmHg /60～70 mmHg。 如脉压小于20 mmHg,肢体湿冷,(趾)甲苍白发绀,末梢血管充盈不佳,应补充血容量和使用血管活性药。使用血管扩张药物时,不可突然坐起或变换体位,以防直立性低血压。

三、呼吸系统的监护(Monitoring of Respiration)

1. 根据临床表现和血气指标进行分析,及时发现有无呼吸性酸碱失衡。如出现呼吸困难、鼻翼扇动、呼吸频率明显增快或呼吸形式明显不正常时,应注意防止呼吸衰竭。

2. 心搏骤停（sudden cardiac arrest）后由于咳嗽反射消失、免疫功能低下,应用冬眠药物及气管内插管（tracheal intubation）等因素的影响,肺部感染发生率较高,应严密观察并及早进行防治,包括保持呼吸道通畅、定时翻身、拍背、湿化气道、排痰、应用抗生素等措施。

3. 应用呼吸机（respirator）时应根据病情变化,调整好潮气量、吸气与呼气之比以及呼吸频率。必须注意吸入气的湿化。控制吸氧浓度及流量。防止通气增量或通气不足等现象。观察有无导管阻塞、衔接松脱。

4. 气管切开（tracheotomy）时注意更换局部敷料,吸痰及更换内套管时,注意严格执行无菌操作技术。吸引气管内分泌物时,负压不宜过大,防止鼻咽黏膜破损。

四、脑缺氧监护(Monitoring of Cerebral Anoxia)

脑缺氧（cerebral anoxia）可造成不可恢复的脑损害。应重点观察意识状态、瞳孔变化、肢体活动及深浅反射。

1. 观察病人意识时,如发现定向障碍、表情淡漠、嗜睡、颅内压增高,应及早应用低温疗法(hypothermia therapy)和脱水剂(dehydrating agents)。降温以头部为主,保持在30℃左右,不宜低于30℃。体温保持在适当水平,避免体温过高或过低,否则有导致室颤等并发症的可能。

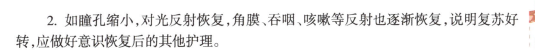

2. 如瞳孔缩小,对光反射恢复,角膜、吞咽、咳嗽等反射也逐渐恢复,说明复苏好转,应做好意识恢复后的其他护理。

五、肾功能监护(Monitoring of Renal Function)

肾是维持机体内环境稳定的最重要的器官之一。尿量与相对密度、血尿素氮、血肌酐改变可反映心排血量及肾本身的功能状况。

1. 每小时测尿量1次,每8 h计算出入量1次,每24 h总结1次。使用血管收缩药物时应连续监测尿量,以防药物引起肾功能损害。

2. 观察尿的颜色及相对密度,如血尿和少尿同时存在,且尿的密度大于1.010,或尿素氮和肌酐水平升高,应警惕肾衰竭(renal failure)。

六、加强基础护理(Promoting Basic Nursing)

由于病人意识消失,营养供应困难,机体防御能力降低,抢救时各种侵入性治疗和护理操作、应用肾上腺皮质激素等,可增加感染机会,应及时防治。

1. 保持室内空气新鲜,注意病人及室内清洁卫生。

2. 各项操作应注意无菌技术(aseptic technique),器械物品必须经过严格消毒灭菌。

3. 如病情允许,应勤翻身拍背,防止褥疮及继发感染的发生。如病人处于低心排出量状态时,则不宜翻身,防止引起心搏骤停的再次发生,可用垫圈保护局部。

4. 注意口腔及五官护理,病人眼睑不能闭合时,眼部可滴入抗生素或用凡士林纱布覆盖,防止角膜干燥或溃疡及角膜炎的发生。

5. 积极进行营养支持,能口服者予以高营养、易消化吸收的食物;不能口服时可管饲或静脉营养,提高机体抵抗力。

思考题

(一) 单选题

1. 程先生,65岁,因心搏、呼吸骤停,经初期心肺复苏抢救后,出现自主呼吸并心搏恢复,但仍意识不清,下列处理中最重要的是

　　A. 维持呼吸和循环功能　　B. 脱水和低温疗法　　C. 应用能量合剂

　　D. 高压氧治疗　　　　　　E. 应用糖皮质激素

2. 耿先生,46岁,因车祸致心搏呼吸已停止约6 min,胸部严重创伤,两侧均有多根肋骨骨折。应先采取的措施是

　　A. 胸外心脏按压　　　　B. 畅通呼吸道　　　C. 口对口人工呼吸

　　D. 胸内心脏按压　　　　E. 心内注射肾上腺素

3. 吴先生,不慎触电后倒地。脱离电源后,轻摇并呼唤病人,不见其反应。判断该病人心搏骤停的快捷方法是

　　A. 听心音　　B. 摸颈动脉　　C. 看瞳孔　　D. 看胸廓起伏　　E. 测量血压

4. 判断口对口人工呼吸有效的主要依据是

A. 自主呼吸恢复　　B. 大动脉出现搏动　　C. 散大的瞳孔缩小

D. 胸廓起伏　　　　E. 口唇红润

5. 有关口对口人工呼吸,不正确的是

A. 需先保持病人气道通畅

B. 成人每次吹气量在 800 ml 以上

C. 先吹气 4 次,继以 12 次 / min 左右维持

D. 胸廓明显起伏是有效吹气的标志

E. 吹入胃内的气体有利复苏

(二) 阅读理解

Cardio Pulmonary Cerebral Resuscitation

Cardiopulmonary arrest is a sudden, unexpected cessation of respiration and functional circulation. As it occurs, time is a critical factor for saving life. In general, in the adult, the brain may be damaged within 4 ~ 6 minutes, though, in china, there were some patients who had been successfully resuscitated and completely recovered from cardiac arrest with a time period beyond 8 minutes of arrest (from occurerence of cardiac arrest to the initiation of CPR). But, anyhow we must be sure that don't waste any time during cardiac arrest. A review article has pointed, put those patients whose resuscitation was initiated within 4 minutes of arrest and who received advanced cardiac life support (definitive care) within 8 minutes had the highest rate of discharge from the hospital(43%). One study demonstrated that institution of basic life support by brained lay person within 5 minutes of the occurrence of cardiopulmonary arrest contributed significantly to an increase in survival rate, as well as increased quality of survival.

Question:Why time is a critical factor for saving life?

第八单元　休克病人的护理

（Nursing of Patients with Shock）

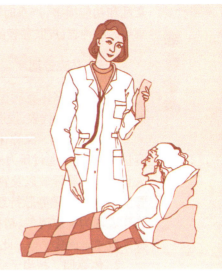

【概述】

休克(shock)是一个由多种病因引起,但最终以有效循环血容量减少、组织灌注不足、细胞代谢紊乱和功能受损为主要病理生理改变的综合征。休克按病因分为低血容量性休克(hypovolemic shock)、感染性休克(septic shock)、心源性休克(cardiogenic shock)、神经性休克(neurogenic shock)和过敏性休克(anaphylactic shock)五类。不同病因的休克有各自的特点,但均有共同的病理生理变化,即有效循环血容量锐减和组织灌注不足致微循环障碍、代谢改变和内脏器官继发性损害。典型表现为神志淡漠、面色苍白、皮肤湿冷、脉搏细速、呼吸浅快、血压下降、尿量减少等。治疗原则是去除病因,迅速恢复有效循环血容量,纠正酸碱及水电解质失衡,维护重要器官功能等。

【护理评估】

一、健康史

评估病人有无引起休克的病因。如大量出血(大血管破裂、脏器出血)或体液急剧丧失(大面积烧伤、严重腹泻)可引起低血容量性休克;心功能不全(心肌梗死、心律不齐)导致心排出量减少可引起心源性休克;急性腹膜炎、绞窄性肠梗阻可引起感染性休克;过敏性疾病(如青霉素过敏)可引起过敏性休克;脊髓损伤、剧烈疼痛可引起神经性休克。

二、身体状况

休克时,有效循环血容量显著减少,引起组织灌注不足和细胞缺氧,导致细胞代谢

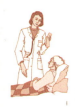

紊乱和功能损害,严重时可出现多器官功能不全(MODS)或衰竭(MOF)。评估时应注意病人的神志、皮肤黏膜的色泽和温度、生命体征、尿量及周围循环状况。

(一)休克分期

临床上根据休克病程演变,将休克分为3期,各期的临床表现有所不同,下面以低血容量性休克为代表,说明休克的病理生理变化的分期以及各期的特点。

1. **休克早期** 又称休克代偿期,相当于病理上的微循环痉挛期。由于有效循环血容量不足,机体通过压力感受器引起血管舒缩中枢加压反射,交感-肾上腺轴兴奋导致大量儿茶酚胺释放以及肾素-血管紧张素分泌增加,导致末梢小动脉、微动脉、毛细血管前括约肌及微静脉持续痉挛,大量真毛细血管关闭,以维持循环血容量相对稳定。临床表现为神志清楚、精神紧张或烦躁、皮肤苍白、四肢湿冷、脉搏增快、脉压变小、呼吸加快和尿量减少等。此期如能及时发现处理,休克可较快得到纠正。

2. **休克期** 相当于病理上的微循环扩张期。由于小血管平滑肌及毛细血管前括约肌持续收缩,细胞因严重缺氧处于无氧代谢状况,导致乳酸类产物蓄积和组胺类释放,引起毛细血管前括约肌舒张,而后括约肌因对其敏感性低仍处于收缩状态。结果微循环内血液滞留,毛细血管网内静水压升高、血浆外渗,血液浓缩。临床上表现为神情淡漠、感觉迟钝;皮肤黏膜由苍白转为发绀或出现花斑,四肢湿冷;脉搏细速,血压下降,呼吸急促;尿量少或无尿;并出现代谢性酸中毒(metabolic acidosis)。此期病情重,但积极抢救,仍可能好转。

3. **休克晚期** 相当于病理上的微循环衰竭期。淤滞在微循环内的黏稠血液在酸性环境中处于高凝状态,红细胞和血小板容易聚集,并在微血管内形成广泛的微血栓,甚至引起弥散性血管内凝血(DIC)。此时,细胞严重缺氧和缺乏能量,细胞内的溶酶体膜破裂,引起细胞自溶。由于大量凝血因子的消耗,而发生出血倾向。临床表现为脉搏、血压无法测到,心音弱,呼吸微弱或不规则,无尿,四肢厥冷,体温不升,皮肤、黏膜出现瘀点、瘀斑或有呕血、便血等出血症状,病人常继发心、肺、肾等器官衰竭而死亡。

(二)休克程度估计

临床上常将休克分为轻、中、重三度(表8-1)。

表8-1 休克程度估计

休克程度	估计失血量	皮肤温度	皮肤色泽	神志	血压/mmHg	脉搏/(次·min⁻¹)	尿量/(ml·h⁻¹)	CVP/cm H₂O
轻度休克	20%以下(800 ml以下)	发凉	开始苍白	清楚	收缩压正常或稍高脉压变小	100以下	正常或略少	0.38
中度休克	20%~40%(800~1600 ml)	发冷	苍白	淡漠	下降	100~120	少尿	0.34
重度休克	40%以上(1600ml以上)	湿冷	显著苍白、肢端发绀	模糊甚至昏迷	下降或测不到	速而细弱或摸不清	少尿或无尿	0.30

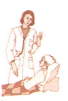

（三）常见休克的临床鉴别（表8-2）

表8-2 常见休克的临床鉴别

项 目	低血容量性休克	感染性休克	心源性休克	神经性休克
肤色、肢端温度	苍白、发凉	有时红、暖	苍白、发凉	红润、温暖
外周静脉充盈度	萎陷	不定	收缩、萎陷	充盈良好
血压	↓	↓	↓	↓
脉率	↑	↑	↑或↓	正常或↓
尿量	↓	↓	↓	正常或↓
中心静脉压	↓	↑或↓	↑	正常
$pa(O_2)$	初期↑，晚期↓	↓	↓	正常
$pa(CO_2)$	↓	↓或↑	初期↓	正常或↓
血细胞比容	↑或↓	正常	正常	正常

三、心理状况

休克病人病情变化快，病人及家属常有紧张、焦虑、恐惧等情绪改变。病情危重的病人，一般不易获得病人提供的主观资料，此时可通过与病人的家人、亲戚及朋友交流，来判断疾病给病人带来的心理影响。

四、实验室检查

1. 血常规　可了解血液情况。

2. 动脉血气分析　通过检测动脉血氧分压$[pa(O_2)]$、动脉血二氧化碳分压$[pa(CO_2)]$，可判断病人缺氧或肺功能状况。测定pH、碱剩余（BE）、缓冲碱（BB）等，可了解病人酸碱平衡情况。

3. 血清电解质测定　可了解电解质紊乱情况。

4. DIC的检测　对疑有DIC的病人，测定血小板计数、凝血酶原时间、血浆纤维蛋白原含量以及3P（血浆鱼精蛋白副凝）试验，结合临床表现便可诊断DIC。

5. 中心静脉压（CVP）　可反映血容量和心功能情况。

6. 肺毛细血管楔压（PCWP）测定　通过测定PCWP可了解病人血容量及肺循环阻力状况。PCWP检测是一项有创性检查，有发生严重并发症的可能，故应当严格掌握适应证。

【护理诊断及医护合作性问题】

1. 组织灌注量改变(altered tissue perfusion)　与微循环障碍有关。

2. 体液不足(fluid volume deficit)　与失血、失液有关。

3. 气体交换受损(impaired gas exchange)　与肺循环灌注不足，造成肺泡与微血管之间气体交换减少有关。

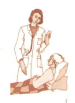
4. 有受伤的危险(risk for injury)　与脑细胞缺氧导致意识障碍有关。

5. 有感染的危险(risk for infection)　与休克病人免疫功能异常、体液失衡、机体抵抗力下降有关。

6. 焦虑(anxiety)　与病人处于病危状态,担心疾病预后有关。

【护理目标】

1. 病人末梢循环状况改善,四肢皮肤温度上升。

2. 病人血容量恢复,尿量增加。

3. 病人呼吸困难减轻,缺氧改善。

4. 病人在治疗期间无意外伤害发生。

5. 病人无感染发生。

6. 病人自述心情紧张缓解,舒适感增加。

【护理措施】

一、急救护理

1. 止血(hemostasia)　失血性、损伤性休克病人,应尽快制止活动性出血,采取压迫或止血带止血,并积极处理引起出血的原发病。

2. 保持呼吸道通畅　尽快通畅气道,必要时可做气管内插管(tracheal intubation)或气管切开(tracheotomy)。

3. 补充血容量(扩容)　各种类型的休克均有绝对或相对的血容量不足,因此,迅速补足有效循环血量是纠正休克引起的组织低灌注和缺氧的关键。应立即建立一条或两条静脉通道,必要时做静脉切开(phlebotomy)或深静脉插管。重度休克病人应开放两条静脉通道,其中一条保证快速输液达到迅速扩容,另一条保证各种药物按时输入。

(1) 扩容的原则　失血补血,失水补水,丢多少补多少。

(2) 扩容常用液体　有晶体液和胶体液两类,通常首先采用晶体液。

临床上常用的晶体液有:① 平衡盐溶液(碳酸氢钠等渗氯化钠溶液):能起到扩充血容量、降低血液黏稠度,并有缓解酸中毒的作用,但其维持扩容作用的时间短,仅1 h左右,因此,还应输注胶体溶液。② 生理盐水:在组织间液充足的情况下,输入生理盐水可增加血容量。但有肾功能不全时可使氯、钠潴留体内引起高氯血症。③ 5%葡萄糖氯化钠溶液:严重脱水或低血容量性休克时,输入5%葡萄糖氯化钠溶液能均匀分布到全身,有一定的扩容作用,常与其他液体联合应用。④ 高渗盐:临床上也可用3%~7.5%高渗盐溶液治疗。通过高渗液的渗透压作用,能吸出组织间隙和肿胀细胞内的水分并起到扩容的效果;高钠还有增加碱储备和纠正酸中毒的作用。

临床上常用胶体溶液有:① 右旋糖酐:其中低分子右旋糖酐可在血管内保留2~4 h,中低分子右旋糖酐在血管内保留达5~7 h,低分子右旋糖酐除有扩容作用外,还有

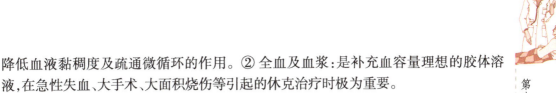

降低血液黏稠度及疏通微循环的作用。② 全血及血浆：是补充血容量理想的胶体溶液，在急性失血、大手术、大面积烧伤等引起的休克治疗时极为重要。

4. 吸氧　为了改善组织和细胞缺氧，应常规吸氧。一般用鼻导管或鼻塞给氧，氧气浓度40%~50%，氧流量每分钟6~8 L，也可使用呼吸面罩给氧。

二、一般护理

1. 体位（position）　采取头、躯干抬高20°~30°，下肢抬高15°~20°的体位，以增加静脉回心血量和减轻呼吸负担。休克伴昏迷病人取平卧位，头偏向一侧。

2. 保持正常体温　休克病人常出现体温下降，寒冷可加重休克，故应注意给病人保暖。但不可在病人体表加温，因为加温会使末梢血管扩张，回心血量减少；也会加快新陈代谢，增加耗氧量。休克病人体温过低时，应增高室温（保持室温在20℃左右）或增加衣、被进行保暖。意识清楚的病人，可给予热饮料。

3. 防止受伤及感染　在休克早期，病人烦躁不安，若不采取预防措施，病人可能会受伤，应适当给予约束。同时，休克病人的检查和操作繁多，如穿刺、插管、导尿等，大大增加了损伤和感染的机会，故各项操作要轻柔细致，严格执行无菌操作技术。

4. 防止并发症　休克病人卧床不动，易发生血栓（thrombus）、压疮（bedsore）、肺炎（pneumonia）等并发症，要注意预防。协助病人翻身时，应注意保护好各种管道，以免脱落。

三、病情监测

休克病人病情变化快，通过监测，一方面可进一步明确诊断，另一方面可及时判断病情，并指导治疗。

1. 神志变化　反映脑组织灌注情况。休克早期病人处于兴奋状态，表现为烦躁不安；病情加重时，病人从兴奋转为抑制，表现为表情淡漠、感觉迟钝；病情进一步加重，病人可出现昏迷。若病人由烦躁转为平静而合作，或从淡漠转为应答自如，都说明病人脑循环得到改善。

2. 皮肤色泽、温度　可反映体表灌注情况。肤色从苍白转为发绀，肢端转为湿冷，表示休克加重，从发绀出现皮下瘀点、瘀斑，则提示已有DIC的可能。反之，如发绀程度减轻或转为红润，四肢温暖，皮肤干燥，表明末梢循环已恢复，休克好转。

3. 生命体征（vital signs）　每隔15~30 min测量一次并做记录。病情稳定后可改为每小时测一次。

（1）血压（blood pressure）　血压变化是休克的主要表现之一，但休克早期血压可能保持或接近正常值，而脉压变小。通常认为收缩压＜90 mmHg（12 kPa）、脉压＜20 mmHg（2.67 kPa）是休克的依据，血压回升，脉压增大则是休克好转的征象。

（2）脉搏（pulse）　脉搏加快常出现在血压下降之前，是护理人员早期发现病人病情变化的简便方法，随着病情的进展，脉搏细速或摸不到。当病人血压还较低，但脉搏已恢复正常且肢体温暖时，表示休克好转。常用脉率/收缩压（mmHg）计算休克指数，帮助判定有无休克及其程度。指数为0.5，多表示无休克；超过1.0~1.5，表示存在休克；在2.0以上，表示严重休克。

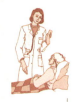

（3）呼吸（respiration）　注意呼吸的次数和节律，如呼吸增快、变浅、不规则为病情恶化；当呼吸增至30次/min以上或降至8次/min以下，为病情危重。注意病人有无咳嗽及血性泡沫样痰，警惕肺水肿及心力衰竭的出现。如病人有进行性呼吸困难、发绀，吸氧后并无改善，血气分析示血氧分压不断降低等情况，临床上称为急性呼吸窘迫综合征（ARDS），为休克病人死亡的主要原因之一。

（4）体温（temperature）　休克病人体温一般较低，但感染性休克病人体温增高。如病人体温突然升高到40℃以上或骤降到正常体温以下，均为危险征兆。

4. 尿量（urine）　尿量是反映肾血流灌注情况和观察休克变化简便而有效的指标。对疑有休克或确诊者，应留置导尿管，观察并记录每小时尿量。尿量每小时少于25 ml，尿相对密度高者，表明肾血管收缩和供血量不足；血压正常，但尿量仍少且尿相对密度降低者，提示有急性肾衰竭的可能。当尿量维持在每小时30 ml以上时，表示休克已纠正。

5. 中心静脉压（CVP）　CVP的正常值为5~10 cm H_2O（0.49~0.98 kPa），当CVP低于0.49 kPa时，表示血容量不足；高于15 cm H_2O（1.47 kPa）时，则提示心功能不全、静脉血管床过度收缩或肺循环阻力增高；若CVP高于20cm H_2O（1.96 kPa）时，则表示存在充血性心力衰竭。临床上常以CVP结合血压的测定来指导补液（参见表4-1）。

6. 肺毛细血管楔压（PCWP）　正常值为6~15 mmHg（0.8~2 kPa）。PCWP低于正常值反映血容量不足，高于正常值常见于肺循环阻力增加如肺水肿。因此，在临床上当发现PCWP增高时，即使CVP尚属正常，也应限制输液量以免发生或加重肺水肿。

7. 动脉血气分析　$pa(O_2)$正常值为80~100 mmHg（10.7~13 kPa），当$pa(O_2)$降至4 kPa（30 mmHg）时，组织便已处于无氧状态；$pa(CO_2)$正常值为36~44 mmHg（4.8~5.8 kPa），休克时可因肺换气不足，出现体内二氧化碳聚积致$pa(CO_2)$明显增高。若病人通气良好，但$pa(CO_2)$仍超过45~50 mmHg（5.9~6.6 kPa）时，常提示严重的肺泡功能不全；$pa(CO_2)$高于60 mmHg（8 kPa），吸入纯氧仍无改善者，则可能是ARDS的先兆。

四、配合治疗的其他护理

（一）积极处理原发病

在治疗休克中，应在尽快恢复有效血容量后，及时实施手术去除原发病，才能有效地治疗休克。有的情况下如肝脾破裂大出血，应在积极抗休克的同时进行手术。

（二）纠正酸碱平衡紊乱

休克病人都因存在组织缺氧常有不同程度的酸中毒，但在休克的早期，可因过度换气而发生呼吸性碱中毒的情况，故不宜在早期使用碱性药物。轻度酸中毒，机体在获得充足的血容量和微循环改善后可缓解而不需应用碱性药物。对重度休克合并酸中毒者，应给予5%碳酸氢钠以纠正酸中毒，给药及用量可按血气分析调整。

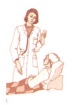

（三）应用血管活性药物

若血容量基本补足但循环状态仍未好转，病人表现发绀、皮肤湿冷时，可使用血管活性药物。

1. **血管收缩药** 此类药物能升高血压，但加重微循环障碍和组织缺氧。仅用于经输液扩容后，血压仍低于 60 mmHg（8 kPa）的病人。常用的药物有去甲肾上腺素、间羟胺、多巴胺等。

（1）去甲肾上腺素 能兴奋心肌，收缩血管，升高血压及增加冠状动脉血流量，作用时间短。常用量为 0.5~2 mg，加入 5% 葡萄糖溶液 100 ml 内静脉滴注。

（2）间羟胺 对心脏和血管的作用同去甲肾上腺素，但作用较弱，维持时间约 30 min。常用量 2~10 mg 肌内注射或 2~5 mg 静脉注射，也可用 10~20 mg，加入 5% 葡萄糖溶液 100 ml 内静脉滴注。

（3）多巴胺 是最常用的血管收缩剂。小剂量[< 10 μg/(min·kg)]时，可增强心肌收缩力和扩张肾和胃肠道等内脏器官血管；大剂量[< 15 μg/(min·kg)]时，则增加外周血管阻力。抗休克时主要取其强心和扩张内脏血管的作用。临床上为提升血压，可将小剂量多巴胺与其他缩血管药物合用，而不增加多巴胺的剂量。

2. **血管扩张药** 能解除小血管痉挛，疏通微循环，增加组织灌流量。但此类药物必须在扩容和纠正酸中毒的基础上使用，以防止血管扩张致血压降低。临床上一般用于面色苍白、手足厥冷，但血压保持在 90 mmHg（12 kPa）左右的病人。常用的扩血管药有酚妥拉明、山莨菪碱等。

（1）酚妥拉明 能解除去甲肾上腺素所引起的小血管收缩和微循环淤滞并增强左室收缩力。常用剂量为 0.1~0.5 mg/kg，加入 100 ml 静脉输液中。

（2）山莨菪碱 是临床上抗休克常用的抗胆碱能药物，可解除平滑肌痉挛使血管舒张，从而改善微循环。用法是每次 10 mg，每 15 min 1 次，静脉注射；或者 40~80 mg/h 持续泵入，直到临床症状改善。

3. **强心药** 增强心肌收缩力和增加心排出量。常用的有多巴胺、多巴酚丁胺、毛花苷 C 等。当输液量已充分但动脉压仍低，而且 CVP 达 15 cm H_2O 以上时，可经静脉注射毛花苷 C 快速洋地黄化（0.8 mg/d），首次剂量 0.4 mg 缓慢静脉注射，有效时可再给维持量。

（四）皮质类固醇

可用于感染性休克和其他较严重的休克。一般主张应用大剂量，静脉滴注，一次滴完。为了防止多用皮质类固醇后可能产生的不良反应，一般只用 1~2 次。

抗休克时，用药较多，要注意药物间的配伍禁忌、药物浓度和滴速，正确执行医嘱，用药后要及时记录。

【护理评价】

1. 病人的生命体征是否能维持稳定。

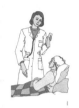

2. 病人的有效血容量是否恢复。

3. 能否借助补充液体及药物治疗，来维持病人有足够的心排出量，以维护各器官的正常功能。

4. 是否给予病人适当的护理措施。病人有无发生受伤、感染及其他并发症。

5. 通过提供心理支持，病人及家属的焦虑心理是否减轻。

思考题

(一) 单选题

1. 男性，45岁，十二指肠溃疡。突发大量呕血约700 ml，病人烦躁，面色苍白，皮肤湿冷，BP 105 / 90 mmHg，P 102 次 / min，其表现属于

　A. 休克早期　　B. 休克期　　C. 休克晚期　　D. 未发生休克　　E. 虚脱

2. 休克时，快速(5~10min)静脉滴注等渗盐水250 ml，如血压升高，中心静脉压不变，提示

　A. 心功能不全　　B. 血容量不足　　C. 容量血管过度收缩

　D. 血容量过多　　E. 以上都不对

3. 各种休克的共同病理生理改变是

　A. 血管张力减低　　B. 血容量小于血管容量　　C. 有效循环血量锐减

　D. 中心静脉压下降　　E. 脉压缩小

4. 成年男性，烧伤面积达60%左右。伤后8 h入院，曾经给输液1 000 ml和注射哌替啶等治疗。住院检查：BP 68 / 45 mmHg，P 146次 / min，R 34次 / min，神志不清，面色苍白等。此时护理评估多为

　A. 失血性休克　　B. 低血容量性休克　　C. 创伤性休克

　D. 感染性休克　　E. 神经性休克

5. 最紧急的抢救措施是

　A. 送手术室行创面处理　　B. 即刻应用升压药　　C. 迅速补充血容量

　D. 即刻纠正酸中毒　　E. 大剂量抗生素抗感染

6. 护理中下列哪项监测最简单最有意义？

　A. 血压数值　　B. 尿量变化　　C. 测中心静脉压　　D. 脉搏快慢　　E. 体温

7. 病人，男，30岁，腹上区被板车压伤2 h，全腹疼痛，以腹上区明显，检查：口唇苍白，四肢湿冷，血压 70 / 50 mmHg(9.3 / 6.6 kPa)，脉搏145次 / min，腹肌稍紧张，全腹轻度压痛和反跳痛，有移动性浊音，肠鸣音较弱。

(1) 首先采取何种扩容措施？

　A. 5%糖盐水　　B. 低分子右旋糖酐　　C. 5%G.S

　D. 碳酸氢钠林格氏液　　E. 乳酸钠林格氏液

(2) 为明确诊断，首先检查是

　A. 腹部B超　　B. 腹部透视　　C. 腹部CT　　D. 腹腔穿刺　　E. 剖腹探查

(3) 假设经腹穿抽出含胆汁血液，最大可能是

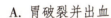

A. 胃破裂并出血　　　　B. 十二指肠破裂并出血　　C. 肝脾破裂

D. 横结肠破裂并出血　　E. 小肠上段破裂并出血

（4）假设病人经大量输液输血，血压持续下降，宜采取

A. 继续输血输液　　　　B. 应用止血药物　　　　C. 应用升压药物

D. 腹腔内出血自体回输　E. 剖腹探查手术止血

（二）阅读理解

Shock

Shock is a pathologic condition rather than a disease state. It is characterized by generalized abnormal cellular metabolism resulting from inadequate delivery of oxygen to body tissues. As for the classification of shock, opinions vary nowadays. But according to its pathogeny, shock is generally classified as hypovolemic shock, septic shock, cardiac shock, neurogenic shock and anaphylactic shock. It is usually caused by hypovolemia, myocardial damage or altered distribution of blood volume but inadequate tissue perfusion is the common etiology in all types.

Hypovolemic shock results from a massive loss of circulating fluid volume from the central vascular space. Actual loss or the reduction in the volume of blood or blood components is caused by hemorrhage but relative loss of it is caused by shifting of fluid from the central vascular space to the interstitial space. The common conditions that cause hypovolemic shock include multiple trauma, gastrointestinal bleeding or severe buns.

Question: What are shocks classified into according its pathogeny?

第九单元 器官功能衰竭病人的护理
（Nursing of Patients with Organ Failure）

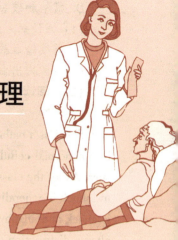

第一节 急性心力衰竭病人的护理
(Nursing of Patients with Acute Cardiac Failure)

【概述】

急性心力衰竭(acute cardiac failure)是指由于急性心脏病变或其他因素引起的心排血量在短时间内急剧下降，导致组织器官灌注不足和急性淤血的综合征。临床上最常见的是急性左心衰竭(acute left ventricular failure)引起的急性肺水肿(acute pulmonary edema)，是严重的急危重症，若不及时处理，后果十分严重。急性右心衰竭(acute right ventricular failure)较少见，临床上主要由急性肺栓塞(acute pulmonary embolism)和急性右心室心肌梗死(acute right ventricular myocardial infarction)所致。

心力衰竭(cardiac failure)的临床类型，按其疾病的病程分为急性心力衰竭(acute cardiac failure)和慢性心力衰竭(chronic cardiac failure)，按其解剖部位分为左心衰竭(left ventricular failure)、右心衰竭(right ventricular failure)和全心衰竭，按其心脏的功能分为收缩性心力衰竭(systolic heart failure)和舒张性心力衰竭(diastolic heart failure)。

【护理评估】

一、健康史

1. 常见病因

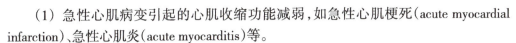

（1）急性心肌病变引起的心肌收缩功能减弱，如急性心肌梗死（acute myocardial infarction）、急性心肌炎（acute myocarditis）等。

（2）心脏压力负荷（又称后负荷）过重（excessive pressure load）所致心脏突发的排血受阻，如主动脉瓣狭窄（aortic stenosis）、心室流出道梗阻等。

（3）心脏容量负荷（又称前负荷）过重（excessive volume load），如瓣膜性急性反流、二尖瓣关闭不全（mitral incompetence）、主动脉瓣关闭不全（aortic incompetence）、快速或过量静脉输液（intravenous infusion）等。

（4）其他　高血压危象（hypertensive crisis）、严重心律失常（cardiac arrhythmia），尤其是心动过速等。

以上病因主要导致心肌收缩力突然严重减弱，心室排血量急剧下降及心室充盈障碍，左室舒张末压（LVEDP）升高，肺静脉回流不畅，肺毛细血管压急剧升高，形成急性肺水肿。

2. 常见诱因

（1）身体或精神的过度劳累。

（2）急性感染，特别是呼吸道感染（respiratory tract infection）。

（3）静脉输液过多过快。

（4）严重心律失常，如心动过速（tachycardia）或显著心动过缓（bradycardia）。

（5）其他　如不恰当的使用抑制心肌收缩力的药或停用强心药，妊娠及分娩等。

二、身体状况

病人常见症状（symptom）：突发呼吸困难（dyspnea）、剧烈气喘、端坐呼吸（orthopnea）、面色苍白、口唇发绀（cyanosis）、烦躁不安、大汗淋漓、恐惧感。频繁咳嗽（cough），咯出大量粉红色泡沫样痰。

体格检查：呼吸频率达到 30～40 次/min，听诊时两肺满布哮鸣音（wheeze）和湿啰音（moist rale），心率（heart rate）增快，心尖部第一心音减弱，可闻及舒张期奔马律。随着病情加重，病人血压（blood pressure）逐渐下降，严重者出现心源性休克（cardiogenic shock）。

三、心理状况

1. 急性心力衰竭发病急骤，病人常因生命受到威胁而深感焦虑和恐惧。因此，要注意病人心理状态的反应，给予心理疏导与支持。

2. 随着家庭成员对病人所患疾病的认识以及治疗需要的费用加大，可在心理上产生沉重的负担，家庭社会应对能力下降。

四、实验室检查

1. 胸部 X 线（chest radiography）　显示心脏扩大，肺门血管影增强，双肺纹理密度增强，显示肺淤血征象。

2. 超声心动图（ultrasonic cardiogram）　可判断心室的收缩与舒张功能。

3. 血流动力学监测（hemodynamics monitoring）　利用漂浮导管来测定心排出量

(cardiac output，CO)、心脏指数(cardiac output index，CI)、肺毛细血管楔压(pulmonary capillary wedge pressure，PCWP)、中心静脉压(central venous pressure，CVP)等反映心室功能。

【护理诊断及医护合作性问题】

1. 气体交换受损(impaired gas exchange)　与急性肺水肿有关。
2. 心排出量减少(cardiac output decreased)　与心肌收缩力下降、心排血受阻有关。
3. 清理呼吸道无效(ineffective airway clearance)　与呼吸道分泌物增多、咳嗽无力有关。
4. 恐惧(fear)　与突发病情加重,缺氧致极度呼吸困难、窒息感有关。
5. 潜在并发症(potential complication)　心源性休克等。

【护理目标】

1. 心功能改善,呼吸困难减轻或消失,无发绀表现。
2. 病人心排出量(cardiac output，CO)趋于正常或正常。
3. 病人恐惧心理消失,情绪稳定。
4. 病人能有效咳嗽排痰。
5. 无并发症发生。

【护理措施】

一、一般护理

1. 安置病人于危重监护病房(intensive care unit，ICU)　进行心电、呼吸、血压、尿量等监护,详细做护理记录。测量脉搏,同时测心率和心律,不能以脉搏代替心率;观察脉搏的速率、节律和强弱。观察血压变化,肺部啰音消失情况,注意有无因缺氧(anoxia)而导致思维混乱、意识障碍(disorders of consciousness)等,一旦出现,应采取必要措施,紧急处理。

2. 体位　立即嘱病人取坐位,双腿下垂,必要时采用轮流结扎四肢法,以减少回心血量,减轻心脏负荷。此法目前已少用,只在病情危急而其他方法又不能即刻实施时可以一试。

3. 吸氧　立即给予高流量氧气6～8 L/min吸入,可在湿化瓶内加入50%乙醇,以减轻肺泡内泡沫的表面张力,改善肺泡通气。

4. 饮食护理　宜低钠、低脂肪、富含维生素、富于营养易消化的低热量饮食。采用低热量（1 200～1 500 kcal)饮食可降低基础代谢率,减轻心脏负荷,但时间不能太长。低盐饮食可减轻水钠潴留,从而减轻心脏负荷。

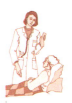

二、病情观察

1. 生命体征　观察 T(temperature)、P(pulse)、R(respiration)、BP(blood pressure)的变化。注意心力衰竭的早期表现，夜间阵发性呼吸困难(paroxysmal nocturnal dyspnea, PND)是左心衰竭的早期表现。若有血压下降，脉搏增快时，应警惕心源性休克的发生。

2. 神志变化　当病人有头晕、烦躁、迟钝、昏睡、晕厥等症状时，是由于心排血量减少、脑供血不足引起缺氧及二氧化碳(carbon dioxide)增高所致。

3. 心率与心律　应注意病人的心率快慢、节律整齐与否、心音强弱等，最好进行心电监护(electrocardiographic monitoring)并及时记录，发现以下情况应及时报告医生处理①心率<40次/min 或>130次/min；②心律不整齐；③心率突然加倍或减半；④病人有心悸(palpitation)或心前区疼痛(precordial pain)病史而突然心率加快。

4. 严格控制输液的速度　以 20～40 滴/min 为宜，对安置漂浮导管者应监测血流动力学指标的变化，以判断药物疗效和病情进展。

5. 观察并判断疗效　病人自觉心悸、气促等症状改善，情绪稳定，发绀减轻，尿量增加，心率减慢，血压稳定，表示抗心力衰竭抢救有效。

三、用药护理

1. 镇静　给予吗啡(morphia) 5～10 mg 静脉缓注，必要时隔 15 min 可重复使用 1次，共 2～3次，可减轻烦躁不安，同时还具有扩张小血管的功能，减轻心脏负荷。神志不清、休克、已有呼吸抑制者慎用。

2. 利尿剂(diuretic)　应用快速利尿剂，减轻心脏的容量负荷，减少体内过多增加的血容量。常选用噻嗪类(fluitran-thiazide)呋塞米(速尿，furosemide，lasik)20～40 mg 静脉注射，10 min 内起效，维持约 2～4 h，4 h 后可重复 1次。应用利尿剂注意监测电解质，防止低钾血症(hypokalemia)和低镁血症(hypomagnesemia)，以防诱发心律失常(cardiac arrhythmias)。低血容量病人如急性心肌梗死并发休克，不宜应用。应密切观察其不良反应，严格记录尿量，当用药后 24 h 尿量>2 500 ml，则为利尿过快，应注意循环血量减少的征象，如心率增快、血压下降等。利尿后病人若出现软弱无力、反应差、腱反射减弱、腹胀、恶心、呕吐等症状，可能为低血钾、低血钠等。

3. 血管扩张剂(vasodilator)　通过扩张外周血管减轻心脏前后负荷，从而改善心脏功能。根据药物的血流动力学效应分为三类。

（1）扩张小动脉为主的药物如酚妥拉明(phentolamine)，通过扩张小动脉，增加周围静脉容量，降低心脏压力负荷。静脉滴注从 0.1 mg/min 开始，可适量增加，控制滴速，严密观察病情变化。此药作用快，持续时间短，停药 10～15 min 作用消失。

（2）扩张静脉为主的药物如硝酸甘油(nitroglycerin)，通过扩张小静脉，使回心血量降低，从而降低左室舒张压(LVEDP)和肺血管压。静脉滴注从 10 μg/min 开始，根据病情变化适量增加。

（3）动、静脉均扩张的药物如硝普钠(sodium nitroprusside)，通过扩张动脉和静脉，降低动脉血压和周围血管阻力，以 5～10 mg 加入 5% 葡萄糖溶液 100 ml 中静脉滴注，滴

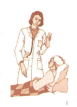

速在 12.5～25 μg/min。

注意：在应用血管扩张剂过程中，应向病人说明起床动作宜缓慢，防止直立性低血压反应。应严密监测血压，严防血压过度下降，当血压下降超过原有血压的20%或心率增加20次/min时及时停药，并与医生联系。用硝普钠时注意现用现配，避光滴注，用药时间不超过72 h，有条件的地方可用输液泵(infusion pump)控制滴速。

4. 洋地黄(digitalis)制剂 强心苷(cardiac glycosides)类正性肌力药物，通过增加心肌收缩力而增加心排血量。适用于风湿性心瓣膜病(rheumatic valvular heart disease)合并快速心室率的心房颤动(atrial fibrillation)，或并有心室增大伴左心室收缩功能不全者。治疗急性心力衰竭时首选快速制剂，选用毛花苷C(西地兰，lanatoside C)，静脉给药，首剂可给 0.4～0.8 mg，必要时可 2～4 h后再给 0.2～0.4 mg。用药前询问病人2周内是否用过强心剂，否则，宜从小剂量开始。

高血压性心脏病(hypertensive cardiovascular disease)、冠心病(coronary heart disease)所致急性左心衰竭选用毒毛花苷K(strophanthin K)，剂量 0.25～0.5 mg静脉给药，必要时 4 h后再给 0.125 mg。病情缓解后，口服地高辛 0.25 mg，每天1次维持。静脉使用时要稀释，推注速度宜缓慢，用药过程中注意观察地高辛制剂的毒性反应。

5. 儿茶酚胺类 多巴酚丁胺主要作用于心脏β₁受体，可直接增加心肌收缩力，临床上主要用于心输出量降低、LVEDP升高为特征的急性心力衰竭。

6. 氨茶碱 解除支气管平滑肌痉挛，可作为辅助用药。

7. 消除病因 治疗原发心脏病，消除各种诱发因素等。

四、心理护理

1. 医护人员应保持镇静沉着、语言温和，忌行色匆匆、慌慌张张、话语过于高亢急促，避免加重病人及家属的恐惧感。

2. 操作认真熟练，忙而不乱，以精湛的技术增加病人及家属的信心。

3. 尽量守护病人，给病人以依托感。在各项护理过程中，可适时用安慰的语言或安抚性动作，使病人镇静。

4. 各项治疗前简捷加以说明，尽力解除病人痛苦，以减轻精神压力。

五、健康教育

1. 向病人及家属介绍急性心力衰竭的诱因，注意避免心力衰竭的诱发因素，尤其是呼吸道感染，积极治疗原发病。

2. 嘱病人静脉输液前主动告诉护士自己有心脏病史，以便于护士在输液时控制输液量和速度，避免输液过多过快。

【护理评价】

1. 呼吸困难是否减轻或消失，皮肤有无发绀。

2. 病人心输出量是否正常。

3. 能否接受患病的事实,表现轻松,情绪稳定。

4. 能否进行有效咳嗽排痰,保持呼吸道通畅。

5. 有无心源性休克等并发症的发生。

附:急性右心衰竭(Acute Right Ventricular Failure)

Acute right ventricular failure 常继发于 acute left ventricular failure,形成全心衰竭的临床表现。独立存在的 acute right ventricular failure 较少见,临床上主要由急性肺栓塞(acute pulmonary embolism)和 acute right ventricular myocardial infarction 所致,表现为起病突然,突发 dyspnea,胸痛(chest pain)剧烈,烦躁(fret),伴有高热、咳嗽(cough)、咯血(hemoptysis),重者并有 cardiac arrhythmias、shock,很快昏迷(coma)或死亡(death)。心电图(electrocardiogram)检查呈急性肺源性心脏病(acute pulmonary heart disease)心电图改变,chest radiography 检查呈肺动脉高压(pulmonary hypertension)表现。Acute right ventricular myocardial infarction 病人,electrocardiogram 改变呈特异性动态心电图改变,常伴有心肌酶(cardiac enzymes)如血清肌酸磷酸激酶(CK)及其同工酶 CK-MB 增高。Acute right ventricular failure 的治疗与护理措施:由 acute left ventricular failure 引起的 acute right ventricular failure,临床上治疗和护理措施与 acute left ventricular failure 相同。由 acute pulmonary embolism 所致的 acute right ventricular failure 治疗和护理措施① 吸氧。② 镇痛:哌替啶 50～100 mg 肌内注射。③ 控制 cardiac failure:毒毛花苷 K 或毛花苷 C。④ 抗 shock 治疗与护理。⑤ 抗凝治疗与护理:肝素 50 mg 加入 5% 葡萄糖液内静脉滴注,监测凝血时间与凝血酶原时间。⑥ 抗血栓治疗与护理:链激酶(streptokinase,SK)50 万 U 加入 5% 葡萄糖液 100 ml 内静脉滴注,或应用尿激酶(urokinase,UK)静脉滴注,观察病人用药后有无寒战、发热、皮疹等过敏反应(anaphylactic reaction),观察皮肤、黏膜及内脏有无出血等。

第二节　急性呼吸窘迫综合征病人的护理
(Nursing of Patients with ARDS)

【概述】

急性呼吸窘迫综合征(acute respiratory distress syndrome,ARDS)是急性呼吸衰竭(acute respiratory failure)的常见类型,曾被称为成人呼吸窘迫综合征(adult respiratory distress syndrome)。病前心肺功能多正常,常由于突发因素如严重创伤、感染、休克、溺水、弥散性血管内凝血(disseminated intravascular coagulation,DIC)和氧中毒等引起以急性进行性呼吸窘迫和难治性低氧血症为特征的综合征。若抢救不及时,因长时间缺氧可导致病人死亡。ARDS 大多数死于全身感染和多脏器功能衰竭,少数则死于呼吸衰竭(respiratory failure)或顽固性低氧血症。

【护理评估】

一、健康史

ARDS的病因尚未阐明,很多疾病均可引起ARDS,常由以下因素引起。

1. 各种严重创伤、烧伤、肺挫伤及肺栓塞如脂肪栓塞、羊水栓塞等。

2. 严重感染　病毒、细菌、真菌等感染,尤其是革兰染色阴性杆菌所致脓毒血症。

3. 各型休克　损伤性休克、感染性休克、出血性休克、心源性休克、过敏性休克等。

4. 吸入有毒气体(如氨、氯、光气)等,氧中毒、药物或麻醉品中毒。

5. 误吸胃内容物、淹溺等。

6. 其他　大量输血、DIC、代谢紊乱、急性胰腺炎(acute pancreatitis)、妊娠高血压综合征(pregnancy-induced hypertension syndrome,PIH)等。

以上各种因素不仅可导致肺毛细血管内皮细胞的损伤和功能障碍,使肺泡毛细血管壁通透性增加,肺间质和肺泡内水肿及透明膜形成,肺泡中的氧气难以弥散至毛细血管中去,还可导致肺泡上皮细胞受损,使合成与分泌肺表面活性物质减少,肺泡表面张力增加,多灶性肺泡萎陷,甚至发生肺不张。

ARDS主要的病理生理改变为肺容量减少,肺顺应性降低,通气／血流比例失调,肺内动-静脉分流增加,无效腔加大和弥散功能障碍,使缺氧进行性加重,造成严重的低氧血症和进行性呼吸困难。ARDS的低氧血症可反射性刺激呼吸中枢产生通气增量,出现呼吸性碱中毒(respiratory alkalosis)。随着病情进展,呼吸肌疲劳衰竭,发生通气不足,缺氧更加严重,伴二氧化碳潴留(carbon dioxide retention),形成呼吸性酸中毒(respiratory acidosis);加之组织缺氧,代谢产物乳酸大量进入血液,导致代谢性酸中毒(metabolic acidosis)。故晚期可有混合性酸中毒(mixed acidosis)的存在。

二、身体状况

1. 病人多为青壮年,以往无心肺疾病病史,急性起病,发病后6～48 h内可发展成为呼吸衰竭。

2. 除原发病如严重休克、感染、创伤、大手术等相应的征象之外,在引起ARDS的基础疾病的救治过程中,急性肺损伤(acute lung injury,ALI)是ARDS的早期表现,当病人出现进行性胸闷、气急、呼吸困难、呼吸频率＞35次／min,常用的吸氧疗法不能缓解,病情进行性加重时,应警惕急性肺损伤的发生。进展期有明显的呼吸困难和发绀,意识发生障碍,如烦躁、谵妄甚至昏迷等。末期病人陷于深昏迷、心律失常,心搏变慢乃至停止。

3. 早期肺部体征可无异常,亦可表现为鼻翼翕动、吸气时胸骨上窝、锁骨上窝与肋间隙向内凹陷即"三凹征"(three concave sign),中期可闻及湿啰音,后期肺部啰音增多并可出现浊音及肺实变(lung consolidation)体征。

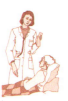

三、心理状况

1. ARDS病人常由于突发因素发病,常因生命受到威胁而感到恐惧、绝望。因此,要注意病人心理状态变化,给予更多的关心与支持。

2. 对使用机械通气(mechanical ventilation)的病人,应注意病人、家属在心理上产生的反应,家庭经济状况以及家庭的应对能力。

四、实验室检查

1. 胸部X线(chest radiography) 早期无异常或轻度间质改变,呈边缘模糊、肺纹理增多,发病12~24 h两肺出现边缘模糊的斑片状阴影,逐渐融合成大片浸润阴影,大片阴影中可见支气管充气征象。

2. 动脉血气分析(arterial blood-gas analysis) 鼻塞或鼻导管给氧时,$pa(O_2) < 60$ mmHg(8.0kPa),早期$pa(CO_2) < 35$mmHg(4.67kPa);氧合指数即动脉血氧分压/肺泡气的氧分量$[pa(O_2) / Fi(O_2)] \leq 300$;肺泡气与动脉血氧分压差$[p_{A-a}D(O_2)]$增大,肺内分流量增大。

3. 呼吸功能测定 动态测定肺容量、肺活量(VC)、残气量(RV)、功能残气量(FRV),随病情加重均减少,肺顺应性降低。

4. 血流动力学监测(hemodynamics monitoring) 肺动脉压(pulmonary artery pressure,PAP)增高,PAP与肺毛细血管楔压(pulmonary capillary wedge pressure,PCWP)差即(PAP-PCWP差)增加。

【护理诊断及医护合作性问题】

1. 气体交换受损(impaired gas exchange) 与肺毛细血管内皮细胞的损伤,发生渗出性肺水肿、肺泡内透明膜形成所致换气功能障碍有关。

2. 清理呼吸道无效(ineffective airway clearance) 与呼吸衰竭、咳嗽无力及呼吸道分泌物过多有关。

3. 有感染的危险(risk for infection) 与人工气道(artificial trachea)的建立,进行机械通气(mechanical ventilation),呼吸道防御机制减弱有关。

4. 语言沟通障碍(impaired verbal communication) 与人工气道建立和持续机械通气有关。

【护理目标】

1. 病人呼吸困难减轻,呼吸平稳无发绀,动脉血气正常。
2. 病人呼吸道保持通畅。
3. 病人无肺部感染,体温正常,痰量减少。
4. 能进行护患沟通,病人表现为平静、合作。

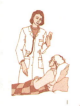
【护理措施】

一、一般护理

1. 安置病人于呼吸监护室(respiratory care unit,RCU)实行特别监护。保持病室环境清洁,定时进行空气和地面消毒,注意通风换气,换气时应做好病人的保暖工作,防止受凉。

2. 饮食护理应及时补充热量和高蛋白、高脂肪饮食,可通过鼻饲或静脉途径给予,以保证病人有足够的能量供应,避免代谢失衡和电解质紊乱(electrolyte imbalances)。

二、病情观察

1. 监测生命体征、意识状态,尤其是呼吸和发绀状况的变化。
2. 准确记录出入液量,注意每小时尿量变化。
3. 遵医嘱及时采集和送检血气分析(blood-gas analysis)和生化检测标本。

三、对症护理

1. 氧疗(oxygen therapy)　呼吸空气时动脉血氧分压$[pa(O_2)]<60$　mmHg(8.0kpa)者应做氧疗。迅速纠正缺氧是抢救ARDS最重要的措施,遵医嘱给予高浓度($>50\%$)氧疗,常用氧气面罩(oxygen mask)给氧,以提高血氧分压,防止重要脏器出现不可逆的损害。在吸氧过程中,注意观察氧疗的效果和不良反应,注意氧气应充分湿化,防止气道黏膜干裂受损。另外,长时间、高浓度给氧可对肺组织造成损伤,引起氧中毒。因此应在保持适当$pa(O_2)\geqslant60$　mmHg(8.0kPa)的前提下,尽量降低$Fi(O_2)$值,通常$<60\%$时较为安全。如血氧分压不能改善,仍<60mmHg(8.0kPa),则建议行机械通气。

2. 合理使用机械通气　目前认为机械通气是治疗ARDS的主要手段。在氧疗的同时,应尽早使用机械通气辅助呼吸。采用呼气末正压通气(PEEP),可增加肺泡内压和肺间质静水压,有利于肺泡内液和间质液回流至血管腔,促进肺间质和肺泡水肿的消退,提高氧分压。

做好人工气道和机械通气的常规护理,如保持气管切开伤口的无菌,气道的湿化、通畅,吸引器及呼吸器的消毒,以及密切观察呼吸机的工作状况和详细记录各项数据等(详见第六单元第五节呼吸机的使用)。

3. 遵医嘱输液或输血,维持出入液量平衡　ARDS的液体疗法应量入为出,以输入晶体液为主,伴有低蛋白血症时,应适当给予清蛋白或血浆,严格控制输液速度,防止因输液不当而加重肺水肿。

4. 做好基础疾病治疗的护理配合工作,如抗休克、抗感染等。

5. 对昏迷病人,应定时翻身,保持皮肤清洁,防止压疮发生;加强口腔护理,防止发生口腔炎和口腔真菌感染;保持会阴部的清洁,防止尿路感染(urinary tract infection)。

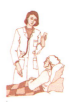

四、用药护理

1. 酌情使用利尿剂 促进水肿(edema)消退,可用呋塞米40～60 mg/日,治疗过程中应密切观察其不良反应,严格记录尿量,防止水、电解质紊乱。

2. 扩充血容量的药物 ARDS早期不宜补胶体液,因为在内皮细胞受损的毛细血管通透性增加时,胶体液可渗入间质加重肺水肿。若血清蛋白浓度低,在ARDS后期可输入人体清蛋白、血浆等胶体液,以提高胶体渗透压。如因创伤出血过多时,必须输血,输血量切忌过多,滴速不宜过快,应加用微过滤器输新鲜血,避免库存血含微型粒引起微血栓损害肺毛细血管内皮细胞。保证血容量足够、血压稳定的前提下,要求总的出入液量呈轻度负平衡(–500～–1 000 ml)。液体入量一般以每日不超过1.5～2 L为宜。

3. 强心剂 一般不使用强心剂,如存在心力衰竭可给予快速洋地黄制剂(如lanatoside C),但剂量应小。

4. 肾上腺糖皮质激素 糖皮质激素可减轻炎症反应,稳定毛细血管减轻渗出。一般主张短程、大剂量、静脉应用,如地塞米松20～40 mg/日,一般用3～7天停药,以免抑制机体免疫功能。

5. 控制感染 及时有效地控制感染可减少并发症的发生,有助于提高生存率,多主张选择广谱抗生素。

五、心理护理

1. 鼓励病人说出内心感受,分析产生恐惧的原因。向病人说明恐惧对病情的不利影响,指导病人进行自我心理调整,如深呼吸、放松疗法等,使病人主动配合,保持情绪稳定。

2. 向病人介绍病室环境,主管医生和护士;简要介绍本病的病因、临床表现、救治措施及使用监护设备的必要性。

3. 医护人员在抢救时必须保持镇静,操作熟练,忙而不乱,让病人产生信任感、安全感。避免在病人面前讨论病情,以减少误解。

4. 对神志清醒使用机械通气的病人,应通过语言及非语言的方式与之进行沟通,给予精神上的安慰。

六、健康教育

1. 积极治疗原发病,减少并发症的发生。使ARDS病人能迅速得到缓解,恢复正常。
2. 积极控制感染,防止脓毒血症发生。
3. 加强呼吸功能锻炼,增强抵抗力,预防感冒,改善肺功能。
4. 避免刺激性气体吸入,劝告其戒烟。

【护理评价】

1. 病人缺氧症状是否改善。

2. 病人呼吸道是否通畅,气管、支气管有无痰液阻塞。

3. 病人抵抗力是否增强,有无肺部感染发生。

4. 病人是否能与亲友及医护人员进行有效沟通。

第三节　急性肾衰竭病人的护理
(Nursing of Patients with ARF)

【概述】

急性肾衰竭(acute renal failure, ARF) 简称急性肾衰,是指由各种病因引起的肾功能短期内急骤进行性减退,导致氮质代谢产物积聚和水、电解质酸碱平衡(acid-base balance)失调的临床综合征。根据尿量在临床上分为少尿型急性肾衰(oliguria-type acute renal failure)即24 h尿量<400 ml 和非少尿型急性肾衰(non-oliguria-type acute re-nal failure)即24 h尿量>400 ml。

【护理评估】

一、健康史

ARF根据病因分为肾前性、肾后性、肾性三类。

1. 肾前性急性肾衰竭(prerenal acute renal failure)　由于大出血、严重脱水、严重心力衰竭(cardiac failure)、休克等使有效循环血量减少,肾血流灌注不足,肾小球滤过率降低引起肾功能损害。

2. 肾后性急性肾衰竭(postrenal acute renal failure)　由于尿路结石(urinary lithiasis or urolithiasis)、肿瘤、双侧肾盂积水、前列腺疾病等引起双侧输尿管或尿路急性梗阻,临床上出现突然的尿闭,若及时解除梗阻,可使肾功能恢复。

3. 肾性急性肾衰竭(nephrogenic acute renal failure)　各种病因直接或间接所致的肾实质病变。大多因肾前性因素未能及时纠正而继发急性肾小管坏死。也可由肾毒素(如生物毒素、化学毒素、抗菌药物等)、严重创伤、大面积烧伤、急性肾小球肾炎(acute glomerulonephritis, AGN)或急性间质性肾炎(acute interstitial nephritis, AIN)引起。

二、身体状况

临床表现为原发疾病、急性肾衰竭引起的代谢紊乱和并发症三方面,一般分为3期。

1. 少尿(oliguria)期或无尿(anuria)期　一般为5~7天,有时可达10~14天,个别长达1个月。主要症状如下。

（1）尿量(urinary output)常明显减少　尿量骤减或逐渐减少,每天尿量持续少于400 ml者称为少尿;少于100 ml者称为无尿。少尿期尿比重(urinary specific gravity)低,不超过1.015。非少尿型急性肾衰尿量正常或增多,每日尿量持续在500 ml以上,其发生率可高达30% ~ 60%。

（2）进行性氮质血症　由于肾小球滤过率(GFR)降低,引起少尿、无尿,使机体代谢废物在体内增多,血浆尿素氮(BUN)和肌酐(Scr)明显升高。病人表现为食欲缺乏、恶心、嗜睡、抽搐、昏迷等。

（3）水、电解质和酸碱平衡失调　① 水过多(water excess)或水中毒(water intoxication):由于摄入量或补液过多所致。表现为高血压(hypertension)、急性心衰、脑水肿(hydrocephalus)、软组织水肿和稀释性低钠血症(dilutional hyponatremia)等。② 高钾血症(hyperkalemia):由于尿量减少排钾减低、酸中毒、体内蛋白分解代谢增加所致。高血压可诱发各种心律失常,房室传导阻滞(atrioventricular block,AV block)、心室颤动(ventricular fibrillation)甚至心搏骤停(cardiac arrest),是急性肾衰常见的死亡原因之一。③ 代谢性酸中毒(metabolic acidosis):由于体内分解代谢增加,酸性代谢产物排出减少所致。表现为呼吸深大而快、乏力、嗜睡等。④ 其他:还可表现为低钙血症(hypocalcemia)、高磷血症(hyperphosphatemia)、低钠血症(hyponatremia)、低氯血症(hypochloremia)等。

（4）心血管系统(cardiovascular system)　① 高血压:与肾缺血、肾素分泌增加和水过多有关。可出现轻度、中度高血压,一般在140 ~ 180/90 ~ 110 mmHg,甚至出现高血压脑病(hypertension encephalopathy)。② 心力衰竭(heart failure):主要为水过多、钠潴留引起,高血压、严重心律失常和酸中毒均为影响因素。③ 心律失常:由于高血钾、洋地黄(digitalis)中毒、病毒感染等因素,可致各种类型的心律失常。④ 心包炎:多表现为心包摩擦音和胸痛。

2. 多尿(polyuria)期　进行性尿量增多是肾功能开始恢复的一个重要标志,持续约1 ~ 3周,每天尿量可达3 000 ml甚至更多。但血BUN和Scr仍可继续增高,由于尿排出过多,肾功能尚未恢复所致,此期仍未脱离危险,可发生感染、血压降低、心血管并发症等。

3. 恢复期　尿量逐渐恢复正常,自觉症状基本消失,血BUN和Scr接近正常,肾小球滤过功能多在1年内恢复正常,肾小管浓缩功能恢复较慢,常需要持续1年以上。若肾功能不恢复,则提示肾脏遗留有永久性损害。

三、心理状况

1. ARF病人常因急性发病而深感焦虑、恐惧。因此,要注意病人心理状态的反应,给予心理疏导与支持。

2. 对需做血液透析(hemodialysis,HD)的病人,应注意病人、家属在心理上产生的反应,随着治疗需要的费用加大,应评估家庭经济状况以及家庭的应对能力,工作单位所能提供的支持以及社会支持等。

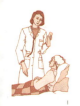

四、实验室检查

1. 尿液检查　外观多混浊,色加深;尿相对密度降低且固定,多在1.015以下(正常人尿相对密度在1.015~1.025之间),尿沉渣可见尿蛋白+~++、上皮细胞管型、颗粒管型、红细胞管型、白细胞管型等。

2. 血液检查　可有轻、中度贫血(anemia),血BUN及Scr均有增高,少尿期血钾上升,每天约上升0.3 mmol/L;血钠、血钙可下降;血磷、镁和血尿酸上升,多为代谢性酸中毒。

【护理诊断及医护合作性问题】

1. 体液过多(fluid volume excess)　与急性肾功能受损,水、钠潴留有关。

2. 营养失调:低于机体需要量(altered　nutrition:less than body requirements)　与病人食欲缺乏、恶心、呕吐和限制饮食中的蛋白质有关。

3. 有感染的危险(risk for infection)　与机体抵抗力下降、营养不良、贫血有关。

4. 潜在并发症(potential complication)　高血压、心力衰竭、高钾血症、代谢性酸中毒等。

【护理目标】

1. 水肿减退、体液保持平衡。

2. 合理饮食,营养状况改善。

3. 无感染的发生。

4. 无并发症产生。

【护理措施】

一、一般护理

1. 绝对卧床休息,提供清洁舒适的病室环境,限制探视人数,以减轻肾负担。

2. 饮食护理　早期应严格限制蛋白质,能进食的病人应给予优质低蛋白质(0.5g/kg·日)饮食,并适当补充氨基酸液。透析的病人应增加优质蛋白质至1.0~1.2g/kg·日,补充必需氨基酸,同时给予高糖类、高脂肪,以促进蛋白质的合成,抑制蛋白质分解,有利于降低血尿素氮。酌情限制水分、钠盐和钾盐。

二、病情观察

1. 密切观察病人的生命体征,定期测量T、P、R、BP并做记录。

2. 密切观察病人尿量和尿相对密度的变化,准确测量并做记录;观察水肿的部位、

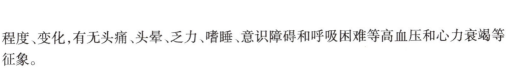

程度、变化,有无头痛、头晕、乏力、嗜睡、意识障碍和呼吸困难等高血压和心力衰竭等征象。

3. 水、电解质和酸碱失衡的观察 准确记录出入量,每日测定血电解质和肌酐,注意有无恶心、呕吐、腹泻等氮质血症征象。

三、防止水、电解质和酸碱平衡的失调

1. 水的摄入与输液量 要严格控制水钠摄入,根据出入液量平衡的原则,调整液体的摄入量。入液量 = 前1日出液量+基础补液量(一般以500 ml计量)。有严重高血压、心力衰竭、少尿或无尿者应严格控制,按时测量体重,以观察水肿和尿量情况。多尿期应注意补液,防止脱水,注意监测中心静脉压,维持其在6~10 cm H_2O(0.59~0.98 kPa),高于12 cm H_2O(1.17kPa),提示液体过多,防止出现水中毒或稀释性低钠血症。

2. 高钾血症(hyperkalemia) 对心肌细胞有毒性作用,可诱发心室颤动(ventricular fibrillation)、心搏骤停,是少尿期致死的主要原因。少尿期应严格限制含钾药物及食物如牛奶、鲜橘汁、榨菜、蘑菇等摄入,避免库存血输入。一旦发生高钾血症应立即给予10%葡萄糖酸钙10~20 ml缓慢静脉注射,促使K^+转入细胞内,亦可输注5%碳酸氢钠溶液或静脉滴注25%葡萄糖液加胰岛素,最有效的疗法为血液透析或腹膜透析。

3. 酸碱失衡 在纠正酸中毒时很容易发生低钙抽搐,应注意预防低钙、高磷血症,给予补钙,限制含磷饮食。

4. 应用利尿剂的治疗过程中注意监测血钠、血钾、血钙、血磷、BUN、Scr等的变化,预防发生水、电解质和酸碱失衡,发现异常及时报告。

四、预防和控制感染

感染是ARF的主要并发症及致死原因,注意监测体温,及时发现感染病灶。应做好消毒隔离,严格执行无菌操作;做好口腔护理、皮肤护理和导尿管护理,保持口腔、皮肤及尿道口清洁;对于长期卧床病人应勤翻身、按摩,预防压疮发生。一旦发生感染,应根据细菌培养和药物敏感试验合理选用无肾毒性的抗生素。

五、透析病人的护理

早期预防性血液透析(hemodialysis,HD)或腹膜透析(peritoneal dialysis,PD),可减少ARF发生感染、出血、昏迷等并发症。

1. 透析室内必须严格执行定期清洁与消毒制度。

2. 透析前向病人说明透析的目的和过程,避免其出现精神紧张,嘱病人排尿。

3. 透析过程中应注意观察病人的生命体征及腹痛等表现,观察血液和透析液的色泽,有无血液分层或凝血现象;注意保持动静脉管道的通畅,置管处严格按无菌操作原则进行换药。

4. 透析后2~4 h内避免各种注射、穿刺,24 h内复查血液生化,严密观察病情变化。

5. 做好呼吸骤停和心搏骤停的抢救准备。

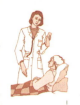

六、心理护理

1. 向病人及家属解释本病的病因、病程、治疗方法及预后，鼓励病人树立信心，配合治疗。

2. 了解病人、家庭及工作单位的经济承受能力，解释做血液透析的必要性，消除紧张、恐惧对病情的不利影响，指导病人进行自我心理调整，保持情绪稳定。

七、健康教育

1. 积极治疗原发病，防止各种引起急性肾衰竭，ARF 的因素。
2. 避免使用对肾脏有损害的食物、药物，控制出入液量的平衡，以防发生水中毒。
3. 加强营养和体育锻炼，增强机体的抵抗力，减少感染的发生。
4. 定期监测肾功能，告诫病人一旦患病应及时诊治，以免延误病情。

【护理评价】

1. 水肿是否消退，血压是否正常，病人感觉是否良好。
2. 营养状况是否改善。
3. 能否及时预防和控制感染。
4. 能否及时预防和控制并发症。

第四节 多器官功能障碍综合征病人的护理
(Nursing of Patients with MODS)

【概述】

多器官功能障碍综合征（multiple organ dysfunction syndrome，MODS）是指急性疾病过程中同时或序贯性继发两个或两个以上重要器官的功能障碍或衰竭的综合征。常发生在严重感染，组织挫伤、休克等疾病过程中，脏器发生率最高的是肺，其次是胃肠及肾。

此综合征早在 1973 年由 Tilney 首先提出，命名为"序贯性系统器官衰竭"（sequential systems failure）和"多系统器官功能衰竭"（multiple systerm organ failure，MSOF）或称多器官功能衰竭（multiple organ failure，MOF），随着医学科学的研究进展，国内外学者较多的认可和使用 MODS，认为功能障碍是一个从功能正常到功能异常的动态发展过程，受累的器官处于变化中，所以，MODS 更加准确地反映了此综合征进行性和可逆性的特点，从而有助于指导临床诊断和防治。

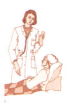

【护理评估】

一、健康史

MODS常由下列突发因素引起。

1. 严重感染引起的、脓毒血症等导致心、肺、肝、肾及胃肠道等脏器功能的衰竭。

2. 严重创伤、大面积烧伤、大手术等致组织严重损伤或失血过多。

3. 各种原因引起的休克，尤其是严重感染和创伤大出血等引起的休克更易发生MODS。因为，休克时常因循环血量不足机体呈低灌注状态，组织缺血、缺氧、毒性物质积蓄而影响和损害各脏器的功能。

4. 大量输液、输血及药物使用不当 输液过多过快可引起急性左心衰竭、急性肺水肿；大量输血后微小凝集块可导致肺功能障碍；长期过量使用抗生素可引起肝、肾功能损害。

5. 心搏呼吸骤停造成各脏器缺血、缺氧，复苏后又可引起"再灌注"损害，同样可发生MODS。

6. 其他 如呼吸机使用不当造成心肺功能障碍等。

二、身体状况

MODS的临床表现主要取决于器官受累的范围及损伤的打击程度，一般MODS病程可分为休克、复苏、高分解代谢和器官衰竭4个阶段。根据各脏器、系统功能障碍来判断损害的器官。

1. 肺 是MODS中最先累及的器官之一。由于突发因素，引起肺通气功能和换气功能严重障碍，导致急性缺氧或伴有二氧化碳潴留形成急性呼吸衰竭，即急性呼吸窘迫综合征（ARDS）。在MODS中，缺氧对机体的威胁程度比二氧化碳潴留严重，随着病情加重，表现为进行性呼吸困难和顽固性低氧血症。临床上缺氧和二氧化碳潴留的主要表现为突发性呼吸困难、发绀、头痛、意识障碍、精神错乱、扑翼样震颤、周围循环衰竭、血压下降、心律失常，心搏骤停等。

2. 肾 由于突发因素，引起两肾排泄功能在短时间内急剧进行性减退，导致氮质代谢产物潴留，水、电解质和酸碱平衡紊乱形成急性肾衰竭（acute renal failure, ARF）。临床表现为少尿或无尿、血 BUN ≥ 35.7 mmol/L（100mg/dl），血清 Scr $\geq 309.4\mu$ mol/L（3.5mg/dl），尿比重低（<1.010）。

3. 心 因突发因素在短时间内使心肌收缩力突然严重减弱，心排血量急剧下降，甚至丧失排血功能，形成急性心衰竭。临床上主要表现为心源性晕厥、心源性休克，急性肺水肿，严重者心搏骤停。

根据临床统计，急性心衰竭在MODS中的发生率较其他系统、器官低，一旦出现常伴有休克。

4. 肝 急性肝衰竭（acute hepatic failure, AHF）在MODS中出现较早。由各种原因

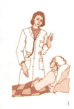

引起肝细胞在短期内大量坏死,导致肝功能严重损害,造成肿代谢和解毒功能障碍。临床表现为黄疸(jaundice),血清总胆红素>34.2μmol/L(2mg/dl),丙氨酸转氨酶(ALT)、天冬氨酸转氨酶(AST)和乳酸脱氢酶(LDH)均增高一倍以上。还可表现为人血白蛋白降低、凝血酶原减少、难治性高血糖等改变。

5. 胃肠道 严重创伤、感染、大手术等可引起胃肠黏膜应激性溃疡(stress ulcer)、出血(hemorrhage)和坏死(putrescence),是MODS常见的病变之一。

6. 凝血系统 严重创伤、感染、大手术等可激活凝血系统,使血液凝固性增高,由于消耗大量凝血因子和血小板,形成微血栓,导致弥散性血管内凝血(DIC)。之后,由于组织缺血缺氧,激活纤维蛋白溶解系统,促使血液凝固性进一步降低,导致各脏器、皮肤、黏膜广泛的出血。

7. 脑 影响因素较多,如低氧血症,高碳酸血症,水、电解质失衡以及药物等因素,病人可表现为反复惊厥(convulsion)、颅内压增高(intracranial hypertension)、昏迷等。

三、心理状况

1. MODS发病急,病程进展快,病死率高,病人深感焦虑、恐惧。因此,要注意病人心理状态的反应,给予心理疏导与支持。

2. 病人的家庭成员面对突如其来的打击,常感到精神紧张,对病人所患疾病的认识,对病人的关心和支持程度,以及治疗需要的费用加大,会在心理上产生沉重的负担。

四、实验室检查

1. 呼吸系统监测

(1)经皮血氧饱和度监测 早期发现低氧血症。

(2)肺功能监测 指导呼吸机参数的调整。

(3)胸部X线(chest X-ray) 有助于肺部感染、肺水肿及急性呼吸窘迫综合征(ARDS)的早期诊断。

(4)动脉血气分析(arterial blood-gas analysis) 反映肺通气和换气功能以及酸碱失衡情况。

2. 肾功能监测

(1)尿量监测 记录每小时尿量,并测尿相对密度、尿pH,早期发现血容量不足或肾脏功能不全情况。

(2)血肌酐(Scr)和尿素氮(BUN)测定 观察肾脏功能及机体代谢状态。

(3)内生肌酐清除率(Ccr)测定 正常为80~120 ml/min。能够早期反映肾脏功能损害。

3. 循环系统的监测

(1)心电图(electrocardiogram,ECG)监测 观察心率、心律,有无心律失常发生和ST段的改变。

(2)动态血压监测(ambulatory blood pressure monitoring,ABPM) 监测血压波动。

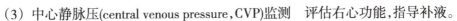

（3）中心静脉压(central venous pressure, CVP)监测　评估右心功能,指导补液。

（4）血流动力学监测（hemodynamics monitoring）　监测肺动脉楔压(pulmonary arterial wedge pressure, PAWP)、肺动脉压(pulmonary artery pressure, PAP)、右房压(RAP)、心排出量(cardiac output, CO)及混合静脉血氧饱和度,了解心功能和血容量状态及全身氧代谢情况。

4. 肝功能监测　监测总胆红素、直接胆红素浓度,监测转氨酶、乳酸脱氢酶,了解肝实质受损程度。

5. 胃肠道功能监测

（1）大便隐血试验,早期发现消化道出血(gastrointestinal hemorrhage)。

（2）胃液 pH 监测　有助于早期发现应激性溃疡或上消化道出血的病人。

6. 血液系统功能监测

（1）血常规检查　了解血红蛋白浓度、白细胞计数、血小板计数的改变,有助于早期发现出血、感染、凝血障碍等。

（2）凝血功能监测　监测凝血酶原时间(PT)、部分凝血活酶时间(APTT),纤维蛋白原浓度、3P试验、纤维蛋白降解产物(FDP),了解有无凝血障碍及DIC的发生。

7. 神经系统功能监测

（1）脑电图(electroencephalogram, EEG)监测　有助于早期发现脑电异常,定量判断MODS病人脑病的严重程度及预后。EEG监测还有助于判断病人的镇静程度和麻醉苏醒情况。

（2）颅内压监测(monitoring of intracranial pressure)　连续动态监测颅内压(intracranial pressure, ICP)改变,有助于判断脑损伤程度,指导脱水治疗。

【护理诊断及医护合作性问题】

1. 气体交换受损(impaired gas exchange)　与急性肺水肿所致换气功能障碍有关。

2. 清理呼吸道无效(ineffective airway clearance)　与咳嗽无力及呼吸道分泌物过多有关。

3. 有感染的危险(risk for infection)　与人工气道的建立、进行机械通气、呼吸道防御机制减弱等有关。

4. 心排出量减少(cardiac output decreased)　与心肌收缩力下降、排血受阻有关。

5. 体液过多(fluid volume excess)　与急性肾功能受损,水、钠潴留有关。

6. 潜在并发症(potential complication)　心源性休克、弥散性血管内凝血(disseminated intravascular coagulation, DIC)。

7. 恐惧(fear)　与突发病情加重,缺氧致极度呼吸困难、窒息感有关。

【护理目标】

1. 病人呼吸困难减轻,表现为呼吸平稳无发绀、动脉血气正常。

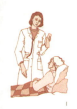
2. 病人呼吸道保持通畅。

3. 病人抵抗力增强,感染被及时控制,体温正常,痰量减少。

4. 心功能改善,心输出量趋于正常或正常。

5. 水肿减退,体液保持平衡,体重正常。

6. 无并发症发生。

7. 恐惧心理消失,情绪稳定。

【护理措施】

在护理MODS病人过程中,首先要了解MODS发生的病因,尤其要了解严重创伤、复合伤、感染、休克等常见发病因素,及时掌握病程发展规律,做到有预见性地护理。其次要了解各系统脏器衰竭的典型表现和非典型变化,及早判断主要是哪一个脏器衰竭。因为,MODS病人器官功能障碍发生的频率是不同的,一般来讲以呼吸功能衰竭发生率高,其次可能为肾、脑、心血管、胃肠、肝和血液系统衰竭。但要警惕非少尿型急性肾衰竭、非心源性肺水肿、非颅脑疾病的意识障碍、非糖尿病性高血糖等。因此,只有了解了病人的发病因素及脏器的损害情况,才有可能做到针对性的对因、对症护理。

一、一般护理

1. MODS病人最好安排单人房间,严格执行床边隔离和无菌操作,以防止交叉感染。

2. 室内空气要经常流通,定时消毒。防止各种可能的污染机会。

3. 保持呼吸道通畅,定时拍背、吸痰。

4. 饮食护理保证营养与热量的摄入,MODS时机体处于高代谢状态,体内能量消耗大,通过口服、鼻饲或静脉营养等途径保证机体糖、脂肪、蛋白质、维生素、电解质、微量元素等的供给,总的原则是:① 增加能量供给通常需达到普通病人的1.5倍左右;② 提高氮和非氮能量的摄入比,由通常的1:150提高到1:200;③ 尽可能通过胃肠道摄入营养。

二、病情观察

1. 密切观察病人的生命体征

(1) 体温　MODS多伴各种感染,合并感染性休克时,血温可高达40℃以上,而皮温则低于35℃以下,常提示病情十分严重,是危急或临终表现。故测量体温时应注意病人处于的病期和体温的测量方法,注意血温、肛温、皮温的差异。

(2) 脉搏　了解脉搏频率、强弱、是否规则以及血管充盈度、弹性等,常可反应血容量和心血管功能状态,如果出现交替脉,提示早期左心功能衰竭(left-sided heart failure)。

(3) 呼吸　了解呼吸频率、深度、节律是否规则等,注意是否伴有Kussmaul呼吸、Cheyne-Stokes呼吸(陈-施氏呼吸)、Biot's呼吸(毕奥呼吸)等现象,一旦出现常提示病

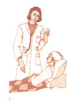

情垂危。

（4）血压　在MODS时，了解收缩压、舒张压和脉压，可反映血液的微血管冲击力和心血管功能状况。若血压下降，脉搏增快时，应警惕休克的发生。

2. 密切观察病人的意识状态　注意观察嗜睡、谵妄、昏迷等症状，观察双侧瞳孔大小及对光反射，了解脑损伤的程度。

3. 严密观察病人尿量的变化　注意尿量、尿的颜色、相对密度、酸碱度和血BUN、Scr的变化，以防发生急性肾衰，尤其要警惕非少尿型急性肾衰。

4. 观察皮肤改变　注意皮肤颜色、湿度、弹性、出血点、瘀斑等，观察有无缺氧、脱水、过敏、DIC等现象。加强皮肤护理，防止压疮发生。

在护理MODS病人时，病情观察非常重要。在病情观察中，要仔细收集资料，评估病人的身体状况，及早发现某一个脏器功能衰竭，积极救治，阻断病理的连锁反应，即可预防MODS，挽救病人的生命。

三、防治与护理

1. 控制感染，合理应用抗生素　防治感染是预防MODS极为重要的措施。① MODS时机体免疫功能低下，抵抗力差，极易发生感染，尤其是肺部感染，根据致病菌选用有效的抗菌药物；② 清创处理时要注意无菌操作，尽可能减少败血症的发生；③ 尽量减少侵入性诊疗操作；④ 改善病人的免疫功能，防止滥用糖皮质激素和免疫抑制剂进行免疫调理。

2. 加强呼吸支持　① 保持呼吸道通畅是治疗急性呼吸衰竭的基本措施，常用祛痰剂使痰液稀释，或用超声雾化吸入法，解除支气管平滑肌痉挛，必要时气管插管或气管造口置管；② 氧疗；③ 机械通气（详见本章第二节）。

3. 加强循环支持　① 维持有效循环血容量，严重创伤、大面积烧伤、大手术等都可造成循环血容量不足，此时应给予补液，根据中心静脉压和肺毛细血管楔压（PCWP），调节输液量和速度；② 防治急性肺水肿，通过纠正缺氧，增强心肌收缩力，降低心脏前后负荷等措施进行预防和护理（具体用药详见本单元第一节）。

4. 加强肾功能支持，预防急性肾衰竭的发生（详见本单元第三节）。

5. 防治缺血-再灌注损伤　在休克及复苏过程中缺血-再灌注损伤是不可避免的，缺血-再灌注损伤是导致MODS的重要诱因之一，防治缺血-再灌注损伤的措施有：① 纠正"显性失代偿性休克"，警惕"隐性代偿性休克"的存在。② 氧自由基清除剂、抗氧化剂的使用，常用的有维生素C、维生素E、谷胱甘肽等，用药原则是早用和足用。

6. DIC的防治　严重创伤、感染、大手术等可激活凝血系统，使血液凝固性增高，预防血液凝固，可使用肝素，剂量宜小，给药方法采用输液泵（infusion pump）控制持续静脉滴注。

四、心理护理

1. 向病人介绍病室环境，介绍本病的病因、临床表现、救治措施及使用监护设备的必要性。

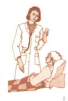

2. 分析病人产生恐惧的原因,向病人说明恐惧对病情的不利影响,使病人主动配合,保持情绪稳定。

3. 医护人员在抢救时必须保持镇静,操作熟练,忙而不乱,让病人产生信任感、安全感。避免在病人面前讨论病情,以减少误解。

五、健康教育

1. 增强抵抗力,积极预防和控制感染,尤其是肺部感染,减少感染的发生。

2. 对创伤病人,应告诫病人及时到医院对伤口进行彻底的清创引流或进行手术处理。抗菌药物应在伤后 4~6 h 内开始使用,开放性损伤需注射破伤风抗毒素。

3. 积极治疗原发病,防止各种原因引起的休克。

【护理评价】

1. 呼吸困难是否减轻或消失,皮肤有无发绀。

2. 病人呼吸道是否通畅,气管、支气管有无痰液阻塞。

3. 病人抵抗力是否增强,有无肺部感染发生。

4. 病人心输出量是否正常。

5. 水肿是否消退,血压是否正常,病人感觉是否良好。

6. 有无心源性休克等并发症的发生。

7. 病人是否能应付此种急性病所带来的打击,能否获得亲友及医护人员的精神支持。

思考题

(一) 单选题

1. 急性心力衰竭最常见的临床表现类型是

A. 心源性休克   B. 心律失常   C. 急性左心衰竭

D. 心脏骤停   E. 急性右心衰竭

2. 关于急性 pulmonary edema 的护理措施不妥的是

A. 高流量吸氧   B. 立即平卧   C. 皮下注射吗啡

D. 监护生命体征   E. 四肢轮流扎止血带

3. 夜间巡视病房时,看见心脏病病人端坐位,烦躁不安,气喘咳嗽,咯粉红色泡沫痰,双肺闻及大量水泡音,拟诊为

A. 支气管哮喘   B. 急性肺水肿   C. 慢性支气管炎急性发作

D. 肺炎   E. 急性心肌梗死

4. 血管扩张剂中,减轻心脏前后负荷的药物是

A. 吲哚美辛   B. 硝酸甘油   C. 酚妥拉明   D. 硝普钠   E. 呋塞米

5. 关于急性呼吸窘迫综合征 ARDS 病人呼吸变化的描述,错误的是

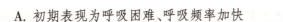

A. 初期表现为呼吸困难、呼吸频率加快

B. 初期一般性给氧不能缓解病情

C. 进展期呼吸困难加重、呼吸窘迫,伴有发绀

D. 后期肺部啰音增多并可出现浊音及肺实变体征

E. 后期出现深度昏迷,呼吸困难、缺氧反而减轻

6. 临床上诊断急性呼吸窘迫综合征ARDS,下列指标哪项最有价值?

A. 呼吸困难　　　　　　　B. 气喘、发绀

C. 烦躁不安、精神错乱　　D. 血压下降、心律失常

E. 动脉血气分析, $pa(O_2)<60$　mmHg, $pa(CO_2)<35$　mmHg, $pa(O_2)/Fi(O_2)≤300$

7. 急性呼吸窘迫综合征病人避免长期高浓度(>50%)吸氧以防导致

A. 氧中毒　　B. 心搏骤停　　C. 脑水肿　　D. 急性左心室衰竭　　E. 休克

8. 急性肾衰竭无尿是指成人每24 h尿量为

A. 无尿　　　　B. 尿量少于30 ml　　　　C. 尿量少于50 ml

D. 尿量少于100 ml　　　　　　　E. 尿量少于400 ml

9. 急性肾衰竭少尿或无尿期最主要最危险的并发症是

A. 高钾血症　　B. 代谢性酸中毒　　C. 低钙血症　　D. 水中毒　　E. 尿毒症

10. 急性肾衰竭少尿或无尿期最有效降低血钾的措施是

A. 控制感染　　　　B. 纠正代谢性酸中毒　　　　C. 血液透析

D. 严格限制钾摄入　E.不输库存血

11. 急性肾衰竭少尿期以下护理措施哪项错误?

A. 记录24 h出入量　　　　　B. 按重症病人护理　　　C. 严格限制入水量

D. 定时检测尿素氮、血钾　E. 禁食2天以上病人应补充钾盐

12. 在MODS中急性呼吸功能障碍以下哪项是主要特点?

A. 持续高浓度吸氧可缓解呼吸困难

B. 临床表现与缺氧发生速度、持续时间和严重程度等无关

C. 低钙血症

D. 进一步发展为以急性呼吸困难为特征的急性呼吸窘迫综合征

E. 以上都正确

13. 某风心病二尖瓣狭窄病人,因发生急性肺水肿1 h急诊,神志模糊,测血压70/50 mmHg,立即给予乙醇湿化给氧,静脉注射吗啡5 mg,呋塞米20 mg等治疗。

(1) 给乙醇湿化吸氧的目的是

A. 解除支气管平滑肌痉挛　　B. 增强氧气湿化效果

C. 扩张肺血管,减轻阻力　　　D. 兴奋呼吸中枢

E. 使肺泡内泡沫的表面张力降低

(2) 护士应有所准备静脉注射呋塞米后多少时间即可排尿?

A. 数分钟～1 h　　B. 1～2 h　　C. 2～4 h　　D. 4～6 h　　E. 6～8 h

(3) 护士应知道吗啡不能改善哪一临床表现?

A. 烦躁不安　　B. 呼吸急促　　C. 血压下降　　D. 心动过速　　E. 肺部湿啰音

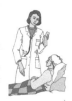

14. 男性病人,40岁,因车祸双大腿部挤压伤,经初步抗休克处理后,病人出现吸气性呼吸困难,吸纯氧未能改变呼吸,无发绀,肺部无啰音,胸透无异常。首先应考虑

A. pulmonary edema   B. 心功能不全   C. 呼吸道梗阻

D. 吸入性肺炎   E. 急性呼吸窘迫综合征

15. 男性病人,20岁,因车祸挤压伤急入院,测尿量100 ml/24 h,血钾6 mmol/L,心电图T波高尖,QRS间期延长,应考虑其危险是

A. 脑水肿   B. acute cardiac failure   C. 血容量不足

D. acute renal failure   E. ARDS

16. 女性病人,26岁,产后大出血致休克,护士在给病人抽血化验时,发现血液不易抽出,抽出后很快即凝固,并发现皮肤有瘀点。

（1）应考虑该病人为

A. shock   B. acute cardiac failure   C. DIC   D. acute renal failure   E. ARDS

（2）该病人的治疗应用

A. 鱼精蛋白   B. 大剂量抗生素   C. 肝素   D. 6–氨基己酸   E. 鱼精蛋白溶解剂

（二）阅读理解

Heart Failure

Ⅰ. Concept

Heart failure(pump failure) may be defined as the condition in which the heart is no longer able to pump an adequate supply of blood for the metabolic needs of the body, provided there is adequate venous blood.

Congestive heart failure has a chronic course with an abnormal accumulation of fluid, which results in the expansion of intravascular blood volume.

Ⅱ. Causes of Heart Failure

1. Dysfunction of myocardium

（1）Diffuse myocardial damage: myocardial infarction;cardiopathies; myocarditis.

（2）Myocardial ischemia and anoxia: coronary heart disease; severe anemia; hypotension;shock;myocardial hypertrophy;vitamin B_1 deficiency.

2. Overload for myocardium

（1）Pressure overload(afterload): Systemic hypertension;pulmonary hypertension;aortic stenosis;pulmonary stenosis.

（2）Volume overload(preload): mitral and aortic regurgitation for left ventricles;tricuspid and pulmonary regurgitation for right ventricles.

（3）Conditions that restrict ventricular filling: mitral stenosis,constrictive pericarditis, restrictive cardiomyopathy.

Ⅲ. Precipitating factors

Infection;Arrhythmias;Pulmonary embolism;Pregnancy;Water, electrolytes disturbances;Acid-base disturbances;Emotion.

Ⅳ. Classification of heart failure

1. Right-sided versus left-sided heart failure

2. acute versus chronic heart failure

3. high-output versus low   output heart failure

high out-put heart failure: hyperthyro dism, anemia, arteriovenous fistulas and beriberi (any other factors that decrease the total resistance chronically will also increase the cardiac output) beriberi.

Ⅴ. Pathogenesis of heart failure

1. Depressed myocardial contractility

2. Altered diastolic properties of ventricles

3. Asymmetry and asynchronism in ventricular contraction and relaxation

Ⅵ. Functional and metabolic alterations in heart failure

1. Alterations in cardiac function

2. Blood pressure change

3. Respiratory distress

Respiratory distress: Dyspnea-exertional dyspnea; Orthopnea-reduced pooling of fluid in the extremities and abdomen; elevation of diaphragm Paroxysmal nocturnal dyspnea-reduced adrenergic drive to the left ventricle during sleep; elevation of thracic blood volume during recunbency; normal nocturnal depression of the respiratory center; elevation of diaphragm.

Question: What are precipitating factors of heart failure?

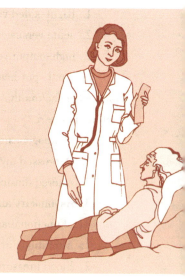

第十单元　损伤病人的护理
（Nursing of Patients with Injury）

第一节　创伤病人的护理
（Nursing of Patients with Trauma）

【概述】

外界致伤性因素（如锐器切割、高温、电流、强酸等）作用于人体造成组织破坏和生理功能障碍称为损伤（injury）。创伤（trauma）是指机械性致伤因子所造成的损伤，为动力作用造成的组织连续性破坏和功能障碍。创伤在平时和战时都常见，除要求医护人员必须掌握创伤的急救外，对一些从事特殊行业人员如驾驶员，也要求具备一定的伤员救护知识和技能。

【护理评估】

一、健康史

应尽可能详细地询问和记录病史，必要时还需询问现场目击者。主要询问受伤原因、时间、地点、伤时姿势、环境；伤后出现的症状及演变过程；伤后经过何种处理及处理时间、处理方法，是否使用麻醉止痛剂；以及既往健康状况。

二、创伤分类

（一）根据创伤后皮肤或黏膜的完整性分类

1. 闭合性创伤（closed injury） 指受伤部位皮肤或黏膜完整无缺,多为钝性暴力所致。

（1）挫伤（contusion） 钝物打击致皮下组织损伤,表现为局部疼痛、青紫、肿胀或血肿。

（2）扭伤（wrench） 外力使关节异常扭转,关节囊、韧带、肌腱撕裂,表现为关节肿胀、疼痛、功能障碍。

（3）挤压伤（crush injury） 肢体或躯干肌肉丰富部位,遭受重物较长时间挤压所造成的损伤。伤后组织严重肿胀和循环障碍,可并发休克和急性肾衰竭。

（4）冲击伤（blast injury） 又称爆震伤,是由爆炸产生的冲击波造成的损伤。伤后体表多无明显损害,可发生内脏器官的出血、破裂等。

2. 开放性创伤（open injury） 指受伤部位皮肤或黏膜完整性破坏,有伤口或创面。

（1）擦伤（abrade） 皮肤被粗糙物摩擦,造成浅表组织的injury。创面有擦痕、小出血点和浆液渗出。

（2）刺伤（stab） 尖锐物体刺入人体所造成的损伤。创口小而深,可伤及深部组织和器官或将异物带入伤口引起感染和异物存留。

（3）裂伤（laceration） 钝性物体打击造成软组织、皮肤裂开,伤口形态不规则,周围组织破坏较重,容易发生坏死和感染。

（4）切割伤（incised wound） 由锐利物品所造成的损伤,创缘整齐,周围组织损伤较少,但可引起深部组织损伤。

（5）撕脱伤（avulsion） 由于旋转外力的牵拉,造成皮肤和皮下组织与深部组织撕脱,有大片创面暴露,污染较重。

（6）火器伤（firearm wound） 枪弹或弹片等投射物击中人体所致的损伤。伤情复杂,污染严重,常有异物存留。

（二）根据致伤原因分类

锐器所致的刺伤、切割伤等;钝性暴力所致的挫伤、挤压伤等;切线动力所致的擦伤、撕脱伤等;子弹、弹片所致的火器伤等。

由同一致伤原因造成两个系统以上的组织或器官的严重创伤称为多发伤,若为两种或两种以上原因引起的创伤称为复合伤。

（三）根据受伤部位、组织器官分类

颅脑损伤、胸部损伤、肢体损伤、软组织损伤、骨折、内脏破裂等。

（四）按受伤的严重程度及处理顺序分类

1. 危重伤 创伤严重,伤员有生命危险,需行紧急手术或治疗,如窒息、内脏大出

血、张力性气胸、颅内血肿或脑疝等。

2. 重伤　伤员生命体征稳定,需手术治疗,但可在12 h内做好术前准备急救处理者,如不伴呼吸衰竭的胸外伤、未发生窒息的颌面部及颈部伤等。

3. 轻伤　伤员意识清楚,无生命危险,现场无需特殊处理,手术可延至伤后12 h处理者,如局限性烧伤。

三、身体状况

(一)症状和体征

1. 疼痛与压痛　与受伤部位的神经分布、创伤轻重、炎症反应强弱等因素有关。一般2~3天后疼痛减轻,疼痛持续或加重可能并发感染。

2. 肿胀与瘀斑　为局部出血或渗液所致,创伤性炎症引起的肿胀多在2~3周后消退。

3. 功能障碍　疼痛可限制运动,组织结构的破坏可直接造成功能障碍,如骨折或关节脱位导致肢体不能正常活动。而某些功能障碍可危及病人生命,如窒息、张力性气胸引起的呼吸衰竭。

4. 伤口或创面　见于开放性创伤,其形状、大小、深度因致伤原因和暴力大小不同而不一致。应特别注意刺伤所致小而深的伤口,是否伴有内脏器官损害。

5. 全身表现　见于创伤较重的病人,有发热、脉快、口渴、乏力、血压偏低、呼吸加快、尿少等表现。

(二)并发症

1. 感染(infection)　开放伤均有伤口污染,伤口内有渗液、失活组织、血块或异物等,极易发生感染。伤后还可能并发破伤风或气性坏疽等特异性感染。闭合性伤口也可并发感染。

2. 创伤性休克(traumatic shock)　较常见,主要由于伤后失血失液,而引起低血容量性休克(hypovolemic shock)。

3. 多器官功能障碍综合征(MODS)　可继发于严重创伤并发感染、休克后,如急性肾衰竭、急性呼吸窘迫综合征(ARDS)、应激性溃疡(stress ulcer)等。

四、心理状况

严重损伤的病人常有紧张、焦虑、恐惧等心理反应,这些反应可来自损伤本身,也可来自对医院环境的陌生,以及损伤后对家庭、经济、事业的影响等。心理反应的强弱与伤员平时的性格、心理承受力和对损伤的认识有关。

五、实验室检查

对诊断有一定价值,但应有针对性地选择检查项目,以免贻误抢救时间。

1. 化验检查　血常规和血细胞比容,可提示贫血、血浓缩、感染等;尿常规可提示

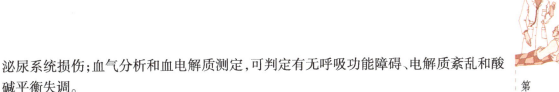

泌尿系统损伤;血气分析和血电解质测定,可判定有无呼吸功能障碍、电解质紊乱和酸碱平衡失调。

2. 穿刺和导管检查　胸腔穿刺可证实血胸和气胸;腹腔穿刺可发现内脏破裂、出血;留置导尿管或注水试验可辅助尿道和膀胱损伤的诊断,并能记录尿量。

3. 影像学检查　X线是检查有无骨折、胸腹部伤及异物存留的常用方法;CT可辅助诊断颅脑损伤和某些腹部实质性器官、腹膜后损伤;超声波检查可发现胸腹腔积液和腹部实质性脏器的损伤。

【护理诊断及医护合作性问题】

1. 疼痛(pain)　与损伤、炎性物质刺激神经末梢有关。

2. 皮肤完整性受损(impaired skin integrity)　与开放性伤口、皮肤的防御和保护功能受损等有关。

3. 焦虑(anxiety)　与开放性伤口、出血、剧痛以及不安全感等有关。

4. 躯体移动障碍(impaired physical mobility)　与内脏破裂或骨折、疼痛限制活动有关。

5. 潜在并发症(potential complication)　感染、休克、MODS或肢体伤残等。

【护理目标】

1. 病人疼痛逐渐减轻,舒适感增加。

2. 病人受损皮肤逐渐修复,创口无感染。

3. 病人情绪稳定,配合治疗。

4. 病人活动量逐渐增加。

5. 及时发现病人的并发症,及时进行处理。

【护理措施】

一、急救护理

急救包括院前急救和院内急救,较重和重症创伤应从现场着手急救。首先必须抢救危及病人生命安全的危重伤,如呼吸心搏骤停、窒息、开放性或张力性气胸、大出血、休克等。因此,作为医护人员应迅速对病人的伤情作出判断,及时进行救治以挽救病人的生命。

（一）急救措施

1. 保持呼吸道通畅　立即清除口腔及气道内分泌物、血凝块、异物等,对重症伤员应将其头偏向一侧,抬起下颌,用口咽通气管,必要时做气管插管或切开。对开放性气胸引起的呼吸困难者,用厚层敷料立即封闭伤口。张力性气胸者用粗针头做胸腔穿刺排气减压或闭式引流。

2. 心肺复苏　当病人发生心搏、呼吸骤停时,应立即进行胸外心脏按压和口对口人工呼吸。

3. 立即有效止血　对急性失血的有效处理是减少损伤死亡的重要措施。紧急止血可在伤口处用敷料加压包扎,并抬高伤肢。四肢大血管损伤,可用橡皮止血带或充气止血带进行止血,但应记录上带时间,每小时松开一次,每次5～10 min。条件具备时应立即采取手术止血。

4. 骨折固定　四肢骨折应及时固定,良好的固定能减轻疼痛,避免搬运时骨折断端移位,继发血管、神经损伤。早期手术内固定长管骨骨折,有利于防治休克和脂肪栓塞综合征的发生。

5. 颅脑伤的防治　给病人吸氧,并用脱水剂和激素防止脑水肿的发生。一旦明确有颅内血肿时,应立即手术治疗。

6. 休克的防治　创伤早期发生休克,多因失血过多,少数可能因神经受强烈刺激或脊髓受损,应及时输液、输血,采取止血措施。

（二）转送途中的护理

1. 病情观察　注意病人神志、生命体征的变化,发现异常情况及时处理。留置导尿管,监测休克和肾功能情况。

2. 伤员体位　一般伤员取仰卧位;颅脑伤、颌面部伤应侧卧位或头偏向一侧;胸部伤取半卧位或伤侧向下的低斜坡位;腹部伤取仰卧位,膝下垫高使腹部放松。担架运送时,伤员头部在后,以便观察病情变化;汽车运送时,伤员头部在后,保证头部血供;飞机转送时,体位应横放,以防飞机起落时头部缺血。

3. 脊柱损伤搬运方法　疑有脊柱损伤的病人,应3～4人一起搬动,保持头部、躯干成直线,以防造成继发性脊髓损伤。

4. 保持输液通畅和各种引流管的畅通。

二、一般救护

1. 体位和局部制动　较重的伤员应卧床休息,所取的体位应有利于呼吸运动及伤处静脉回流和引流,如半卧位利于呼吸,并有利于气胸(pneumothorax)的引流。用绷带、夹板、石膏、支架对受伤的局部适当制动,可缓解疼痛,且有利于组织修复。并抬高伤肢以减轻水肿。对骨折、血管、神经、肌腱损伤更应重视制动。

2. 镇痛镇静　选用适当镇静镇痛药物,使伤员安静和休息。

3. 心理治疗　有严重焦虑、恐惧的伤员,可发生伤后精神病,适当进行心理治疗,使伤员配合治疗,有利于康复。

4. 防治感染　开放性伤和有胸内、腹内脏器损伤的闭合伤,都应重视预防感染。主要方法是及时正确地对伤口进行清创和闭合伤的手术处理;抗菌药物应在伤后4～6 h内开始使用,可起预防作用。开放性损伤还需用破伤风抗毒素。

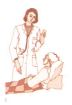

三、伤口处理

（一）清创术（debridement）

临床上通常把污染伤口的处理方法称为清创术，它是处理开放性损伤最基本有效的手段。

1. 清创前准备　充分了解病情，判断伤口局部有无神经血管肌腱的损伤。根据伤口部位、受伤程度选择麻醉方法。

2. 清洁伤口　伤口内填入无菌纱布，用软毛刷沾肥皂水刷洗创口周围皮肤，然后用生理盐水冲洗。揭去伤口内纱布，再用生理盐水、过氧化氢溶液、生理盐水冲洗伤口3遍后，用无菌纱布拭干。

3. 皮肤消毒　用无菌纱布遮盖伤口，按常规消毒铺巾。

4. 清创　仔细检查伤口，清除伤口内血块、异物，切除无生机的创缘皮肤、肌组织，去除游离的碎骨片等，使清创后的伤口接近于手术切口。

5. 缝合伤口　皮肤重新消毒铺巾，术者更换手套和器械。然后进行各种组织的修复，并按组织层次逐层缝合。对伤口污染重，清创后仍有可能感染者，可观察1～2天后再延期缝合。

（二）术后护理

1. 保持伤口敷料清洁干燥，若伤口内有橡皮引流条，应在术后1～2天内去除，并更换敷料。

2. 清洁肉芽组织健康的伤口，用无刺激的凡士林油纱覆盖；分泌物多、肉芽组织水肿的伤口，可用2%～3%盐水纱布覆盖。如果肉芽生长过多（超过创缘平面）可用10%硝酸银棉签涂肉芽表面，涂后随即用等渗盐水棉签擦去。

3. 感染伤口用呋喃西林等药液纱条敷在伤口内，引流脓液促使肉芽组织生长。若为铜绿假单胞菌感染，可用苯氧乙醇或磺胺米隆等湿敷。

【护理评价】

1. 疼痛是否消失。
2. 病人的创口是否愈合。
3. 通过提供心理治疗，病人的焦虑、恐惧心理是否消失或减轻。
4. 病人有无感染及其他并发症发生。
5. 病人活动量是否增加。

第二节 烧伤病人的护理
（Nursing of Patients with Burn）

【概述】

烧伤(burn)是由热力、化学物质、电流、放射线等因素作用于人体所引起的组织损伤。通常所称的烧伤,是指单纯由热力(如火焰、蒸气、热液、热金属等)因素造成的烧伤。其他因素所致的烧伤,则以病因命名,如电烧伤(electric burn)、化学烧伤(chemical burn)。临床上以热力烧伤常见。

【护理评估】

一、健康史

主要询问致伤原因、时间,接触热源时间长短,伤后经过何种处理,有无药物过敏史,以及既往健康状况。

二、身体状况

对烧伤病人身体状况的评估及伤情的判断,最基本的要求是估算烧伤面积和判断烧伤深度,评估烧伤程度。

（一）烧伤面积的估算

常用中国新九分法(表10-1、图10-1)。即将中国人体表面积分为11个9%,另加1%来估算烧伤面积。此外,不论性别、年龄,病人五指并拢的掌面约占体表面积的1%,此法,可辅助九分法,也可用于小面积烧伤的测算。

（二）烧伤深度的判断

采用三度四分法,按热力损伤组织的层次,分为Ⅰ°、浅Ⅱ°、深Ⅱ°、Ⅲ°烧伤。Ⅰ°、浅Ⅱ°烧伤一般称为浅度烧伤;深Ⅱ°、Ⅲ°烧伤则称为深度烧伤。各度烧伤的局部临床特点见表10-2和图10-2。

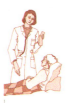

表 10-1　中国新九分法

部　　位		占成人体表面积/%		占儿童体表面积/%
头颈部	发部	3		9+（12 − 年龄）
	面部	3	9 × 1=9	
	颈部	3		
	双手	5		
双上肢	双前臂	6	9 × 2=18	9 × 2=18
	双上臂	7		
躯干	躯干前面	13		
	躯干后面	13	9 × 3=27	9 × 3=27
	会阴部	1		
双下肢	双臀	5*		
	双足	7*	9 × 5+1=46	9 × 5+1 − （12 − 年龄）
	双小腿	13		
	双大腿	21		

*　成年女性的双臀和双足各占6%

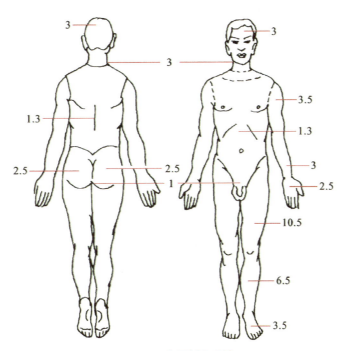

图10-1　中国新九分法

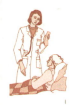
表 10-2 各度烧伤的局部临床特点

烧伤深度		损伤组织层次	表皮特征	创面外观	感 觉
Ⅰ°（红斑）		表皮层	完整、红肿	红斑、干燥	灼痛
Ⅱ°（水疱）	浅Ⅱ°	真皮浅层	水疱饱满、易剥脱	创面潮红、水肿、渗液多	剧痛、过敏
	深Ⅱ°	真皮深层、有皮肤附件残留	水疱小、不易剥脱	创底苍白、网状血管水肿明显	感觉迟钝
Ⅲ°（焦痂）		皮肤全层或皮下组织、肌肉骨骼	坏死或炭化、不易剥脱	蜡白或焦黄、皮革样、干燥	痛觉消失

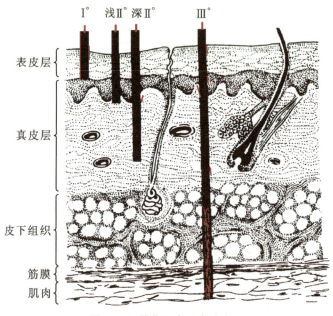

图 10-2 烧伤深度分度示意图

（三）烧伤严重性分度

烧伤面积和深度与病情轻重密切相关，因此可作为估计烧伤严重程度的依据。烧伤严重性分度是设计治疗与护理方案的需要，我国常用下列分度法。

1. 轻度烧伤　Ⅱ°烧伤面积 9% 以下。

2. 中度烧伤　Ⅱ°烧伤面积 10%～29% 之间；或Ⅲ°烧伤面积不足 10%。

3. 重度烧伤　烧伤总面积达 30%～49%；或Ⅲ°烧伤面积达 10%～19%；或Ⅱ°、Ⅲ°烧伤面积虽达不到上述指标，但已发生休克等并发症，呼吸道烧伤或有较重的复合伤。

4. 特重度烧伤　总面积达 50% 以上；或Ⅲ°烧伤面积 20% 以上；或已有严重并发症。

此外，临床上将成人Ⅱ°烧伤面积在 15% 以下，小儿在 10% 以下，或Ⅲ°烧伤面积在5%以下,划为小面积烧伤;超过上述范围属大面积烧伤。

（四）病程分期

根据烧伤的病理生理特点及临床过程,大面积烧伤病人的病程大致分为3期。

1. 休克期 烧伤后大量体液渗出,伤后2~3 h最为急剧,8 h达高峰,48 h渐趋恢复,渗出于组织间的液体开始回吸收。故伤后48 h主要威胁病人生命的是休克,所以临床上习惯称为休克期。表现有口渴、心率增快、脉搏细速、血压下降、烦躁不安、尿量减少等。

2. 感染期 伤后48 h后,创面以吸收为主。创面及组织中的细菌毒素以及坏死组织分解产物吸收入血,引起中毒症状。表现为高热、脉快、神志恍惚等。伤后2~3周,组织广泛液化,局部感染扩散,细菌侵入血液循环引起严重的烧伤败血症,是烧伤病人的主要并发症和死亡原因。

3. 修复期 组织烧伤后,炎症反应的同时,组织修复也已开始。Ⅰ°烧伤3~5天愈合,无瘢痕;浅Ⅱ°烧伤若无感染,2周内愈合,无瘢痕。深Ⅱ°烧伤无感染,3~4周内愈合,轻度瘢痕和色素沉着。Ⅲ°烧伤需要植皮才能愈合。

三、心理状况

烧伤是意外事故,常给病人带来严重的心理伤害,尤其是头面部烧伤及大面积烧伤病人,不仅威胁病人生命,愈后也可能造成容貌毁损或躯体功能障碍。病人可表现为焦虑、恐惧、抑郁甚至对生活失去信心。

【护理诊断及医护合作性问题】

1. 疼痛(pain) 与烧伤伤及神经末梢有关。

2. 皮肤完整性受损(skin integrity impaired) 与烧伤造成的组织破坏有关。

3. 体液不足(fluid volume deficit) 与烧伤后导致大量体液渗出有关。

4. 营养失调:低于机体需要量(altered nutrition:less than body requirements) 与创面渗出多、分解代谢旺盛和摄入不足有关。

5. 焦虑(anxiety) 与担心预后、经济负担、生存质量有关。

6. 气体交换受损(impaired gas exchange) 与呼吸道黏膜损伤或躯干部位严重烧伤有关。

7. 有感染的危险(risk for infection) 与皮肤功能受损、创面继发感染以及机体抵抗力低下有关

【护理目标】

1. 疼痛减轻或消失,舒适感增强。

2. 皮肤创面逐渐愈合,同时不因皮肤损伤造成进一步损害。

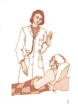

急救护理

3. 恢复体液容量,维持生命体征的稳定。

4. 营养基本维持正常、体重基本保持在正常水平、伤口不延迟愈合。

5. 病人情绪稳定,有康复的信心。

6. 病人缺氧症状减轻或消失,氧饱和度正常。

7. 创面清洁,无感染发生。

【护理措施】

一、急救护理

（一）现场急救

及时有效的现场急救,能为后续治疗奠定良好的基础,而不合理或草率的处理,将耽误治疗和妨碍愈合。

1. 迅速脱离致伤原因　将伤员救离火源现场,尽快灭火。脱去燃烧的衣物,就地翻滚或跳入水池灭火;切忌奔跑、呼叫或用手扑打,以免风助火势,引起头面部和呼吸道烧伤或双手烧伤。救者可用棉被、毛毯等非易烧物品覆盖,隔绝灭火,也可用水冲或用灭火器灭火。小面积烧伤立即用清水冲洗或浸泡,既可减轻疼痛,又可带走余热。被酸、碱或其他化学物质烧伤者,应将衣物立即脱去,用大量清水长时间冲洗创面。电烧伤者应立即切断电源,扑灭火焰。

2. 保护创面　用干净敷料或布类保护创面,或行简单包扎后送医院处理。避免用有色药物涂抹,以免影响随后对烧伤深度的估计。

3. 保持呼吸道通畅　火焰烧伤常伴呼吸道损伤。抢救时应观察伤员痰中和口腔内有无碳颗粒存在,口腔黏膜是否水肿,声音是否嘶哑,有无呼吸困难。随时做好气管切开准备,并给予吸氧。合并CO中毒者,应移至通风处,必要时可吸入氧气。

4. 镇静止痛　烧伤病人都有较剧烈的疼痛及烦躁不安,应安慰和鼓励受伤者,使其情绪稳定,可酌情使用地西泮、哌替啶等镇静止痛药。

5. 转送　对于重症伤员应在伤后2~3h内转送到医院;休克期伤员最好就近输液抗休克治疗,必须转送者,应建立静脉输液通道,途中继续补液,并保证呼吸道通畅。

（二）入院后救护

1. 创面护理

（1）轻度烧伤创面处理　Ⅰ°烧伤属红斑性炎症反应,无需特殊处理,能自行消退。浅Ⅱ°烧伤水疱皮应保留,水疱大者,用消毒空针抽去疱液,消毒包扎。如水疱已撕脱,创面先用单层凡士林油纱,外加敷料包扎。若无异常不需经常换药,多能自行愈合。如创面已感染,应勤换敷料,清除脓性分泌物,保持创面的干燥和清洁。

（2）中、重度烧伤创面处理　创面进行清创处理,并使用1%磺胺嘧啶银霜剂、络合碘等外用药物。近年来多采用积极手术治疗深度烧伤,包括早期切痂或削痂,并立即

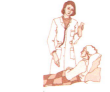

行皮肤移植。

（3）创面污染重或有深度烧伤者，均应注射破伤风抗毒血清，并用抗生素治疗。

（4）包扎疗法护理　适用于污染较轻、创面清洁的四肢浅度烧伤。方法是在清创后的创面上先敷一层油质纱布或药液纱布，外面用2～3 cm厚敷料覆盖，再用绷带由远端至近端加以适当压力包扎。包扎时尽量使指趾端外露，关节置于功能位。包扎后肢体应抬高，并经常变换受压部位，观察肢端血液循环以及敷料是否干燥、有无臭味等情况。

（5）暴露疗法护理　适用于头颈部、会阴部、有严重感染创面和大面积烧伤病人。方法是将伤员放在铺有无菌床单的床上，使创面直接暴露在温暖、干燥、清洁的空气中。要求病室温度在28～32℃，相对湿度在50%左右，并配有加热保暖、通风、消毒隔离等设施。要保持创面干燥，随时用无菌敷料吸净创面渗液，并外用磺胺嘧啶银等抗菌药物；若发现痂下感染，应立即去痂引流。定时变换体位，防止创面长期受压。

2. 翻身床的应用　翻身床是治疗大面积烧伤的重要设备。通过旋转可使伤员在俯卧位和仰卧位之间转换，解决了伤员的翻身问题。使用翻身床时，应先检查各个部件是否牢固，保证安全，并向病人说明意义和方法，消除病人的顾虑和恐惧。对于首次翻身者，要特别注意保持呼吸道通畅，防止喉头水肿，俯卧时间由30 min逐渐延长，最后可至4～6 h。休克、昏迷、心力衰竭、病情垂危的病人禁用翻身床。

3. 植皮术护理　手术植皮是治疗深度烧伤病人的最主要方法，此外还可以用于各种畸形的矫正。皮肤移植有自体皮肤移植和异体皮肤移植。植皮区的护理应注意：① 四肢的植皮区需包扎，其他部位多用暴露方法。② 包扎部位要保持清洁，防止污染；暴露的部位要防止病人抓摸，以免皮片移动。③ 胸背部切痂植皮术后，要观察有无影响呼吸情况。④ 随时观察敷料有无渗液、渗血情况，并进行相应处理。

4. 心理护理　应根据病人的不同心理状况，采取相应措施。对有恐惧反应者，应耐心劝导；对容貌毁损者，注意交流方法，避免对病人自尊心造成伤害；对经济困难者，应避免在病人面前谈及医疗费用，并尽可能地给予帮助。

二、并发症救护

（一）休克的护理

防治休克的主要措施是液体疗法，主要以补充液体来维持有效血容量。因此，伤员入院后，立即建立通畅的静脉通道，保证在规定的时间内输入各类液体和药物。此外，还应做好保暖、镇静止痛、吸氧、保持呼吸道通畅等护理工作。

1. 补液量的计算　根据国内多年的临床实践，按照病人的烧伤面积和体重来计算补液量。

伤后第一个24 h补液量：① 烧伤面积（Ⅱ°＋Ⅲ°）×体重（kg）×1.5 ml（小儿2 ml）。② 计算补液量中胶体和电解质液的比例为0.5:1，特重度烧伤的比例改为0.75:0.75。③ 另加5%葡萄糖溶液2 000 ml（儿童70～100 ml/kg，婴儿100～150 ml/kg）补充水分。

伤后第二个24 h补液量：胶体和电解质液为第一个24 h的一半，水分不变仍为

2 000 ml。

举例：某成年病人体重50 kg，Ⅱ°烧伤面积达40%。其第一天的补液总量应为40×50×1.5+2 000=5 000 ml，其中胶体液为40×50×0.5=1 000 ml，电解质液为40×50×1=2 000 ml，水分为2 000 ml。第二天的补液量为胶体液减半为500 ml，电解质液减半为1 000 ml，水分仍为2 000 ml。

2. 补液方法　补液速度应先快后慢，其中当日胶体和电解质液的各半量，应在伤后第一个8 h内输完，其余量在第二、三个8 h内输入，水分一般在24 h内均匀输入。

3. 观察指标　抗休克时应严密观察，根据病人的情况，随时调整输液的速度和成分。① 尿量：是反映血容量最简单、可靠的指标，大面积烧伤病人应常规留置导尿管监测尿量。成人尿量以维持在30～50 ml/h为宜。② 生命体征：脉搏有力，脉率在120次/min以下；收缩压维持在90 mmHg（12 kPa）、脉压在20 mmHg（2.67 kPa）以上；呼吸平稳。③ 精神状态：病人安静，无烦躁不安现象。④ 无明显口渴表现。以上情况表明抗休克措施有效。若病人出现血压低、尿量少、烦躁不安等表现，则应加快输液速度。

（二）感染的护理

感染是烧伤病人的主要死亡原因之一。感染主要来源于创面，但近年来的实验证明，肠道可能是一个重要的内源性感染（endogenous infection）的来源。护理人员应密切观察病人的创面及全身情况变化，及时发现全身感染征象，并作出相应的处理。

1. 体温（temperature）　病人出现寒战高热，呈弛张热或稽留热；体温不升者常为革兰阴性杆菌感染。监测体温变化以肛温为准。对高热病人可进行物理或药物降温，增加补液量。对低温病人应注意保暖。并做血常规检查。

2. 心率　病人心率加快，成人常在140次/min以上；低体温时心率并不下降，出现体温、心率分离现象。应注意防止心力衰竭的发生。

3. 呼吸（respiration）　感染早期病人呼吸浅而快，进一步发展可出现呼吸困难（dyspnoea）。应给予吸氧，必要时行气管插管或气管切开。

4. 精神状态　早期症状为兴奋、多语、烦躁、幻觉。以后表现为对周围淡漠、神志恍惚甚至昏迷。应注意病人安全，对兴奋者进行适当的约束，必要时可给予镇静药物。

5. 胃肠道症状　有食欲减退、腹胀等表现。腹胀出现时表示病情较重，应暂停服用牛奶和糖类食物。同时做大便常规和潜血试验。

6. 创面情况　创面骤变，常可一夜之间出现创面生长停滞、创缘变锐、干枯、出现坏死斑等。随时记录创面变化情况，平时应反复做细菌培养以掌握创面的菌群动态和其药敏情况，一旦发生感染，及早用药。对严重的全身性感染者，可联合使用抗生素，静脉滴注。感染症状控制后，要及时停药，以免造成体内菌群失调或二重感染。

7. 营养支持　及时补充病人所需的各种营养物质，必要时可多次少量输入新鲜血液，以增加病人的抵抗力。可采用口服、鼻饲或静脉补充营养，但应尽可能用胃肠内营养，因其接近生理，可促使肠黏膜屏障的修复，且并发症较少。

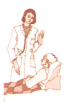

【护理评价】

1. 病人的有效血容量是否恢复,有无并发其他脏器功能损害。

2. 创面的感染是否得到有效控制,有无全身性感染或二重感染的发生。

3. 病人创面是否愈合,愈后有无畸形,是否影响功能。

4. 通过心理支持,病人的心理问题是否减轻或消失,病人是否以最佳的心态接受治疗。

5. 是否进行了有效的健康教育,防火意识是否增强,能否正确说出安全用电、安全用火方面的知识以及火灾现场的一般救护知识。

思考题

(一) 单选题

1. 按急救顺序,对机械性损伤病人最先采用的措施是

A. 重点检查　　　B. 包扎伤口　　　　　C. 抢救生命

D. 止血输血　　　E. 固定、搬运

2. 用 tourniquet 止血连续阻断血流不得超过

A. 30 min　　　B. 1 h　　　C. 2.0 h　　　D. 2.5 h　　　E. 3 h

3. 开放性骨折伴动脉破裂出血且合并休克的伤员,现场急救应首先

A. 固定骨折　　　B. 止痛　　　C. 止血　　　D. 输液　　　E. 输血

4. 右上肢烧伤后,创面有大水疱,剧痛,其深度为

A. Ⅲ°　　　　B. Ⅱ°　　　C. Ⅰ°　　　　D. 深Ⅱ°　　　E. 浅Ⅱ°

5. 控制烧伤感染的关键措施是

A. 及时、足量、快速输液　　　　　B. 正确处理创面

C. 早期大剂量应用有效抗生素　　　D. 密切观察病情变化

E. 维持病室内适宜的温度和湿度

6. 躯干大面积烧伤后48 h内护理工作的中心是

A. 保持呼吸道通畅　　　B. 保护创面　　　C. 保证液体输入

D. 镇静止痛　　　　　　E. 预防感染

7. 病例:男性,30岁,体重70 kg,烧伤后4 h送至医院。右上肢水肿明显,剧烈疼痛,有较大水疱;双下肢(不包括臀部)无水疱,皮肤焦黄色,触之不痛,如皮革样。

(1) 该病人的烧伤深度为

A. 右上肢浅Ⅱ°,双下肢Ⅲ°　　　　　B. 右上肢深Ⅱ°,双下肢Ⅲ°

C. 右上肢浅Ⅱ°,双下肢深Ⅱ°　　　　D. 右上肢与双下肢均为深Ⅱ°

E. 右上肢Ⅲ°,双下肢深Ⅱ°

(2) 伤后第一个24 h的补液总量大约是

A. 4 500 ml　B. 5 250 ml　C. 6 250 ml　D. 7 250 ml　E. 7 500 ml

(3) 输液过程中简便而又可靠的观察指标是

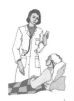

A. 收缩压>90 mmHg　　　　B. 脉搏<120次/min　　　　C. 尿量>30 ml/h

D. 中心静脉压正常　　　　E. 肢端温暖

8. 某纺织女工,24岁,工作时不慎辫子卷入转动机器中,致前额部分皮肤撕脱1 h 急诊入院。

（1）该病人损伤诊断为

A. 裂伤　　　　B. 擦伤　　　C. 撕脱伤　　　　D. 切伤　　　　E. 刺伤

（2）对该病人处理不正确的是

A. 立即清创缝合　　B. 肌内注射TAT　　C. 防止感染　　D. 镇静止痛　　E. 以上都不是

（3）假设该病人术后出现伤口感染如何处理?

A. 加大抗生素剂量　　　　　　B. 拆开伤口清除脓液予以重新缝合

C. 拆开伤口清除脓液加强换药　　D. 穿刺抽脓

E. 伤口周围涂抗生素软膏

（二）阅读理解

First Aid

Today we are going to talk about "first aid".

First aid means: the aid, or help, that can be given to an injured person first, that is before any other help arrives. Nowadays there is usually a telephone not far away and the first thing we should do if a serious accident happens is to telephone for an ambulance. But something quick action by us may save someone's life. Even when this is not so, there is often much that we can do to help.

Shock: People often suffer form shock after receiving an injury, something even when the injury is a small one. The face turns gray, and the skin becomes dampand cold. They breathe quickly. They should be kept warm. Cover them with a blanket and give them a warm drink.

Broken Bones: Do not move the patient. Send for an ambulance at once. Treat for shock if necessary.

Bleeding: A little bleeding does no harm. It washes dirt from the wound. But if the bleeding continues, try to stop it by placing a clean cloth (the inside of a folded handkerchief, for example) firmly over the wound until the bleeding stops or until help arrives.

Burns and Scalds: Place the burned or scalded part in cold water. Do not put any oil or ointment on it. If it is serious, see a doctor.

Dog Bites: Treat a bite as you would a cut-wash it and bandage it. See a doctor at once.

Snake Bites: The person bitten must get to a doctor or hospital at once. Speed is very important. It will help the doctor greatly if you can tell him what kind of snake it was, or describe it.

Suffocation: This means not being able to breathe. For example, a drowning person will have his lungs full of water. Lay him down with his head lower than the rest of his body so that the water will drain out. If a person has something stuck in his throat, try to remove it with your fingers, or by hitting him on the back.

Question: What injuries are mentioned about in the passage?

第十一单元　急腹症病人的护理

（Nursing of Patients with Acute Abdomen）

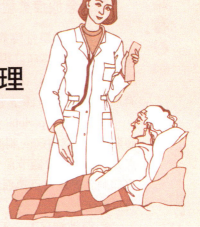

急腹症（Acute abdomen）是以急性腹痛（acute abdominal pain）为主要表现的急性腹部疾病的总称。其特点为起病急、病情重、发展快、变化多，需要及时作出诊断和处理，使病人转危为安。急腹症的病因相当复杂，可有腹腔内脏器功能性紊乱或器质性病变，也可有腹腔外器官的病变，可涉及内、外、妇、儿等各科的许多疾病，因此进行及时的病情评估和监护并采取正确的急救护理措施十分重要。

【概述】

大多数急腹症来自于腹腔内病变，腹外邻近器官和代谢紊乱、毒素影响及神经性因素亦可导致腹部疼痛，在进行病情评估与监护时，了解腹部疼痛病因和腹部疼痛类型，对正确分析急腹症的严重程度有重要意义。

一、腹部疼痛病因

1. 腹部病变　①腹腔脏器病变，炎症性病变，如急性胰腺炎、急性阑尾炎等；穿孔性病变，如胃十二指肠穿孔；出血性病变，如肝脾破裂、异位妊娠破裂等；梗阻性病变，如急性肠梗阻、胆道结石等；绞窄性病变，如绞窄性肠梗阻、卵巢囊肿蒂扭转等；②腹腔血管性病变，如急性肠系膜动脉栓塞等；③支持组织的紧张与牵拉等。

2. 腹外邻近器官的病变　胸腔病变如右侧肺炎、胸膜炎、急性心肌梗死等常有腹上区的牵涉痛（referred pain）；腹膜后间隙病变及胸腰椎病变可出现腹痛。

3. 代谢紊乱与各种毒素的影响　糖尿病酸中毒、尿毒症、肝硬化晚期可出现腹部疼痛，化学毒物如砷、铅中毒可引起腹部疼痛；某些过敏性疾病，如腹型过敏性紫癜亦可发生腹部疼痛。

4. 神经源性与神经官能性　脊髓结核、带状疱疹、末梢神经炎等器质性病变可表现腹部疼痛症状；空腔脏器的痉挛、肠壁肌肉运动功能失调、腹型癫痫、癔症等亦可表

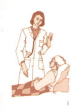

现为腹部疼痛。

二、急腹症类型

1. 单纯内脏性疼痛（visceral pain）　是胃肠收缩与牵拉时某些感觉由交感神经通路传入引起的疼痛。因交感神经支配范围的节段性不明显，传导速度又慢，故单纯内脏痛的特点是：① 深部的钝痛或灼痛，疼痛过程缓慢、持续；② 疼痛部位不清；③ 不伴有局部腹肌紧张；④ 常伴有恶心、呕吐等症状。

2. 腹壁痛（parietal pain）　脊髓神经的感觉纤维分布于腹膜壁层、肠系膜根部及后腹膜，当腹腔内病变刺激腹膜壁层时，由脊髓神经通路传入引起腹部疼痛。疼痛的特点是：① 具有脊髓节段性神经分布的特点，能准确的反映病变刺激的部位；② 对各种疼痛刺激表现出迅速而敏感的反应，疼痛剧烈而持续；③ 伴有局部腹壁的肌紧张、压痛及反跳痛。

3. 牵涉痛（referred pain）　内脏痛觉牵涉机体相应区域体表发生的疼痛或痛觉过敏现象称为"牵涉痛"。如急性胆囊炎常表现有右肩背部疼痛，急性胰腺炎上腹痛的同时可伴左肩痛或左右肋缘至腰背部疼痛等。牵涉痛的特点是：① 位置明确，在一侧；② 多为锐痛，程度较剧烈；③ 局部腹壁可有皮肤过敏或肌紧张。

【护理评估】

一、健康史

掌握病史对腹部疼痛的诊断非常重要。询问病史力求全面、详细、可靠和重点突出。年龄、性别、居住地等可提供有关疾病的线索。青壮年急腹症以急性胰腺炎、十二指肠穿孔为常见；中老年急腹症以急性胆囊炎、胆结石、消化系癌肿多见；已婚的生育期妇女易发生异位妊娠、卵巢囊肿蒂扭转等；幼儿易发生肠套叠、嵌顿性腹股沟疝；在我国南方和沿海地区以胆石病最常见，在农村与蛔虫病有关的急腹症略多。调查既往史或现病史有助于判断急腹症的可能原因。如有溃疡病史或饱食后突发腹上区剧痛可考虑溃疡病穿孔；酗酒或饱食后发生腹上区痛，有急性胰腺炎可能；进食油腻食物常是胆绞痛发作的诱因；外伤后腹部疼痛，外力作用处或腹壁擦伤处可能就是损伤脏器所在处；既往有腹部手术史而出现慢性或急性腹部疼痛，多是粘连性肠梗阻。

二、身体状况

（一）症状

1. 腹痛

（1）腹痛的部位及范围　腹痛部位一般就是病变器官所在的部位，且范围越大提示病情越重。但要注意某些炎症性、梗阻性疾病早期腹痛的定位常不明确，当刺激波及壁腹膜时，疼痛才转移到或反映到病变器官所在部位。其他如胆道疾病、膈下感染、急性胰腺炎、胃后壁穿孔、泌尿系结石等也可引起一定部位的牵涉痛。

（2）腹痛的性质及过程　阵发性绞痛是因平滑肌痉挛所致,见于空腔脏器梗阻如机械性肠梗阻、胆石症、输尿管结石等。麻痹性肠梗阻以持续性胀痛为特征,胆道蛔虫病常表现间歇性剑突下"钻顶样"剧痛。持续性钝痛常是腹腔各种炎症、缺血、出血性病变的持续性刺激所致。溃疡病穿孔、急性胰腺炎等引起的化学性腹膜炎呈刀割样锐痛,当空腔脏器梗阻合并绞窄、炎症时,其腹痛特征常是持续性疼痛伴阵发性加剧。

（3）腹痛的程度　一般情况下,某种疾病的腹痛加剧常提示病情加重,腹痛减轻可提示病情缓解。但在阑尾炎坏死穿孔或腹膜炎导致休克等特殊情况下,腹痛虽有减轻却是病情恶化征兆。不同的疾病其腹痛程度可有差异,如炎症性疾病腹痛较轻,梗阻性疾病的腹痛较重,消化管穿孔、急性胰腺炎等化学性腹膜炎腹痛剧烈甚至引起疼痛性休克。不同的病人对腹痛的敏感性及耐受性也有差异,如老人和小儿有时病变发展严重,但腹痛等表现不很明显。

2. 伴随症状

（1）呕吐(vomiting)　腹痛初起常继发较轻的反射性呕吐;机械性肠梗阻呕吐可频繁而剧烈;腹膜炎致麻痹性肠梗阻,其呕吐呈溢出性。幽门梗阻时呕吐物为大量酸宿食物,无胆汁;高位肠梗阻可吐出多量胆汁,粪臭样呕吐物提示低位肠梗阻,血性或咖啡色呕吐物常提示发生了肠绞窄。

（2）腹胀(abdominal distention)　低位肠梗阻的病人,腹胀明显且逐渐加重,腹膜炎引起的麻痹性肠梗阻,呈均匀性腹胀。

（3）排便异常(altered stool elimination)　肛门停止排便排气,是肠梗阻典型症状之一;大便次数增多伴里急后重,考虑细菌性痢疾、盆腔脓肿形成;果酱样血便或黏液脓血样便是肠套叠等绞窄性肠梗阻的特征。

（4）发热(fever)　腹痛后发热,表示有继发感染。

（5）黄疸(jaundice)　可能系肝胆疾病或继发肝病变。

（6）血尿(hematuria)或尿频、尿急、尿痛等　应考虑泌尿系损伤、结石或感染等疾病。

（二）体征

1. 注意观察腹部形态及腹式呼吸运动,是否出现胃肠型及蠕动波,有无局限性隆起或腹股沟肿块等。

2. 腹部压痛处常是病变器官所在处,如有腹膜刺激征,应了解其部位、范围及程度。弥漫性腹膜炎时,其压痛及肌紧张最显著处也常为原发病灶处。触及腹部包块时,注意部位、大小、形状、质地、压痛情况和活动度等,并结合其他表现或检查以区别炎性包块、肿瘤、肠套叠或肠扭转、尿潴留等。

3. 胃肠穿孔或肠胀气时肝浊音界缩小或消失;炎性肿块、扭转的肠襻叩诊呈局限性浊音;腹膜炎渗液或腹腔内出血可有移动性浊音,膈下感染于季肋区叩痛明显。

4. 肠鸣音亢进、气过水声、金属音是机械性肠梗阻的特征,腹膜炎时肠鸣音减弱或消失。

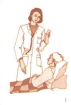

5. 直肠指检是判断急腹症病因及病情变化的简易而有效的方法。如急性阑尾炎时可有直肠右侧触痛；直肠膀胱陷凹脓肿时直肠前壁饱满、触痛、有波动感；指套染有血性黏液应考虑肠绞窄等。

三、心理状况

病人常因发病急、症状重而焦虑烦躁，暂时不能确诊者，常感紧张、恐惧。

四、实验室检查

1. 实验室检查　做血、尿、粪三大常规检查，并根据急腹症的可能类型或病情需要，选择X线、B超、CT、MRI、选择性腹腔动脉造影和腹腔镜等检查，对进一步落实病变部位及性质都有一定意义。

2. 腹腔穿刺　根据所抽出液体的性质（脓性、血性、粪便性）、颜色、浑浊度或涂片显微镜检、淀粉酶值测定结果等，可估计急腹症的病因及病情程度。

3. 腹腔灌洗　对腹穿无结果的急性腹膜炎、腹部损伤进行此项检查，常能得到重要价值的评估资料。

【护理诊断及医护合作性问题】

1. 疼痛（pain）　与腹腔器官病变有关。
2. 焦虑（anxiety）或恐惧（fear）　与对疾病缺乏认识或不能正确认识有关。
3. 体温过高（hyperthermia）　与腹部器官炎症或继发腹腔感染有关。
4. 体液不足（fluid volume deficit）　与限制摄入（禁饮食）和丢失过多（发热、呕吐、肠麻痹、胃肠减压等）有关。
5. 营养失调　低于机体需要量（altered nutrition：less than body requirements）　与摄入不足（禁饮食）和消耗、丢失过多有关。
6. 潜在并发症（potential complication）　出血性休克、感染性休克。

【护理目标】

1. 腹痛减轻。
2. 病人对疾病认识加深，能与医护人员合作，配合观察和诊疗护理工作；情绪保持安定，焦虑减轻。
3. 体温降至正常。
4. 体液及营养得到适当补充。
5. 感染得到防治。
6. 无严重并发症发生。

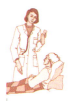

【护理措施】

一、一般护理

据病情及医嘱做好饮食管理,一般病人入院后暂禁饮食。对诊断不明或病情较重者必须禁食。一般情况良好或病情允许时,宜取半卧位。做好物理降温、口腔护理、生活护理等。

二、严密观察病情变化

1. 定时观察生命体征变化,注意有无脱水等体液紊乱或休克的表现。

2. 定时观察腹部症状和体征的变化,如腹痛的部位、范围、性质和程度,有无牵涉性疼痛。腹部检查见腹膜刺激征出现或加重提示病情恶化。同时注意观察并分析有关伴随症状(呕吐、腹胀、发热、大小便改变和黄疸)以及呼吸、心血管、女性生殖系统等其他系统相关表现。

3. 动态观察实验室检查结果(三大常规、血电解质、二氧化碳结合力、肝肾功能等)。注意X线、B超、腹穿、直肠指检等特殊检查结果。

4. 记录24 h液体出入量。

5. 观察有无腹腔脓肿形成。

三、用药护理

遵医嘱使用抗生素,注意给药浓度、时间、途径及配伍禁忌等。建立通畅的静脉输液通道,必要时输血或血浆等。防治休克,纠正水、电解质、酸碱平衡紊乱,纠正营养失调。

四、胃肠减压护理

据病情或医嘱的需要来决定是否施行胃肠减压(gastrointestinal decompression)。但急性肠梗阻和胃肠道穿孔或破裂者必须做胃肠减压,并保持有效引流。

五、疼痛护理

应用非药物缓解疼痛,如针刺止痛等。在病情观察期间应慎用止痛剂,对诊断明确的单纯性胆绞痛、肾绞痛等可给解痉剂和镇痛药,凡诊断不明或治疗方案未确定的,禁用吗啡、哌替啶类麻醉性镇痛药,以免掩盖病情。对已决定手术的病人,为减轻其痛苦,可以适当使用镇痛药。

六、心理护理

应安慰、关怀病人。及时向病人及家属说明病情变化及有关治疗方法、护理措施的意义,使他们正确认识疾病及其变化过程,能很好地配合医护工作。

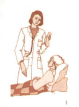

七、术前护理

及时做好有关实验室检查、药物过敏试验、配血、备皮等急症手术前的准备工作。急腹症病人禁止灌肠,禁止服用泻药,以免造成感染扩散或加重病情。

【护理评价】

1. 腹痛是否减轻。
2. 病人是否对疾病认识加深,情绪稳定,焦虑减轻。
3. 体温是否降至正常。
4. 体液及营养能否得到适当补充。
5. 感染能否得到防治。
6. 有无严重并发症发生。

思考题

(一) 单选题

1. 关于急性腹痛的叙述,下列哪项是不正确的?

A. 突发而剧烈的持续性腹痛多为空腔脏器破裂或穿孔

B. 逐渐加重的腹痛多为炎症

C. 单纯的阵发性绞痛多为胃肠、胆道、输尿管平滑肌痉挛

D. 阵发性腹痛间歇期无疼痛常为腹腔内化脓性感染

E. 腹痛伴发热一般是感染的表现

2. 急性腹膜炎的病因不包括

A. 肠破裂   B. 胃穿孔   C. 绞窄性肠梗阻   D. 急性胃肠炎   E. 急性胰腺炎

3. 关于内脏痛下列叙述中错误的为:

A. 内脏痛常伴有恶心呕吐   B. 内脏痛常为隐痛、胀痛、绞痛

C. 内脏神经对切割烧灼极为敏感   D. 内脏痛开始定位常不准确

E. 内脏痛可伴有心悸

4. 急腹症一时难以明确诊断可做如下处理,哪项是正确的?

A. 疼痛难忍时可适当给予哌替啶止痛

B. 可给予缓泻剂或灌肠治疗

C. 密切观察中,疼痛不缓解时应加大抗生素用量

D. 出现腹膜刺激征时,应剖腹探查

E. 诊断不明,不能手术

5. 关于外科急腹症的叙述中错误的是:

A. 阑尾炎的压痛、反跳痛主要在右下腹

B. 胃、十二指肠溃疡穿孔的压痛、反跳痛以腹上区最明显

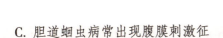

C. 胆道蛔虫病常出现腹膜刺激征

D. 胆总管结石的腹痛常伴发热和黄疸

E. 胰腺炎病人血尿淀粉酶增高

（二）多选题

1. 下列叙述正确的是

A. 青年女性右下腹痛,应询问月经史　B. 转移性右下腹痛不一定都是急性阑尾炎

C. 胆石症可有上腹痛也可无腹痛　　　D. 胃肠穿孔腹部透视都有膈下游离气体

E. 急性胃肠炎也可有腹膜刺激征

2. 急腹症时用X线腹部透视和摄片可辅助诊断

A. 肠梗阻　B. 胃肠穿孔　C. 不透光胆结石或尿结石　D. 胰腺炎　E. 腔腹出血

3. 引起持续性腹痛的病因是

A. 阑尾炎　　　　　B. 胃十二指肠溃疡　　　C. 肝破裂出血

D. 脾破裂出血　　　E. 胆道蛔虫症

（三）阅读理解

Acute Abdomen

The term Acute Abdomen denotes any sudden nontraumatic disorder whose chief manifestation is in the abdominal area and for which urgent operation may be necessary. Since there is frequently a progressive underlying intra-abdominal disorder, undue delay in diagnosis and treatment adversely affects outcome.

The approach to a patient with acute abdomen must be orderly and thorough. Acute abdomen must be suspected even if the patient has only mild or atypical complaints. The history and physical examination should suggest the probable cause and guide the choice of diagnostic studies.

Abdominal Pain

Pain is usually the predominant and presenting feature of acute abdomen. In order to elucidate its cause, the location, mode of onset and progression, and character of pain must be determined.

Character of Pain: The nature, severity, and periodicity of pain provide useful clues to the underlying cause. Steady pain is most common. Sharp superficial constant pain due to severe peritoneal irritation is typical of perforated ulcer and ruptured appendix. The gripping, mounting pain of small bowel obstruction(and occasionally early pancreatic) is usually intermittent, vague, deep-seated and crescendo at first but soon becomes sharper, unremitting, and better localized.

Agonizing pain denotes serious or advanced disease. Colicky pain is usually promptly alleviated by analgesics. Ischemic pain due to strangulated bowel or mesenteric thrombosis is only slightly assuaged even by narcotics.

Nonspecific abdominal pain may also be found with perforated ulcers or mild acute pancreatitis. An occasional patient will deny pain but complain of a vague feeling of abdominal fullness that feels as though it might be relieved by a bowel movement. This visceral sensation (gas stoppage sign) is due to reflexile us induced by a inflammatory lesion walled off from the free peritoneal cavity, as in retrocecal appendicitis.

Other Symptoms Association with Abdominal Pain

Anorexia, nausea and vomiting, constipation, or diarrhea often accompanies abdominal pain, but since these are non-specific symptoms they do not have much diagnostic value.

Question: What is the character of abdominal pain?

第十二单元 中暑、电击伤、冻僵病人的护理

(Nursing of Patients with Heat Stroke or Electric Injury or Frozen Stiff)

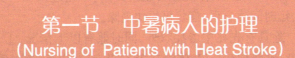

第一节 中暑病人的护理
(Nursing of Patients with Heat Stroke)

【概述】

中暑（heat stroke）是指人体处于热环境中，体温调节中枢（thermotaxic center）发生障碍，突然发生高热（high fever）、皮肤干燥、无汗（adiaphoresis）及意识丧失（unconsciousness）或惊厥（convulsions）等临床表现的一种急性疾病。临床上分为先兆中暑、轻度中暑及重度中暑。重度中暑有热射病（heat apoplexy）、日射病（sun stroke）、热痉挛（heat cramps）、热衰竭（heat exhaustion）4 种类型。

人体体温调节方式有：① 辐射（eradiate）、传导（conduction）与对流（convection）：当正常体温在 37℃左右，而周围环境温度在 35℃以下时，人体温度会通过辐射、传导和对流而散热。② 蒸发（evaporation）：当空气干燥，气温超过 35℃时，人体只能通过皮肤汗腺蒸发散热，经肺内水分随 CO_2 呼出，散热约占 11.5%。

当周围环境气温升高达到一定程度，体内热调节不当时，体温升高（temperature rising）引起中枢神经系统兴奋，使机体各内分泌腺体功能亢进，导致耗氧量增加，酶活性增强，新陈代谢加快，机体产热增加。此时若散热不足，体温可急剧升高达 40℃上，导致发生中暑。高温环境可使过量汗液分泌，导致失水、失钠，血容量不足（hypovolemia），致使周围循环衰竭。

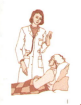

【护理评估】

一、健康史

1. 环境因素　在烈日暴晒下或高温环境中从事一定时间的劳动,且无足够的防暑措施,易发生中暑。

2. 诱发因素　① 肥胖。② 缺乏体育锻炼。③ 过度劳累。④ 睡眠不足。⑤ 伴发潜在性疾病,如糖尿病、心血管病、下丘脑病变等。⑥ 某些药物的应用,如阿托品、巴比妥等。⑦ 酷暑季节、老年人、久病卧床者,产妇在通风不良、空气潮湿、温度较高的室内,均易发生中暑。

二、身体状况

1. 先兆中暑　在高温环境下一定时间后,出现过量出汗、口渴、头晕、四肢无力、胸闷、心悸、注意力不集中等症状,体温正常或略升高,不超过38℃。如及时脱离高温环境,补充水和盐分,短时间休息后,症状可很快消除。

2. 轻度中暑　除具有先兆中暑症状外,同时兼有以下情况:① 面色潮红、大量出汗、胸闷、心率加快、皮肤灼热。② 体温在38℃以上。③ 有恶心、呕吐、面色苍白、四肢皮肤湿冷、多汗、脉搏细速、血压下降等。如进行及时有效的处理,3~4 h可恢复正常。

3. 重度中暑　除具有轻度中暑症状外,同时伴有高热、抽搐、昏迷,重度中暑可分为4种类型:

（1）热衰竭(heat exhaustion)　此型多见于老年人。病人出现头痛、头晕、恶心、呕吐,继而胸闷、面色苍白、皮肤湿冷、脉搏细速、血压下降、晕厥或神志模糊。

（2）热痉挛(heat cramps)　在强体力劳动或剧烈运动大量出汗后,饮入不含钠盐的液体,致血钠浓度急剧降低,引起肌肉阵发性痉挛及疼痛。以腓肠肌多见,也可因腹直肌、肠道平滑肌痉挛引起急腹痛。

（3）热射病(heat apoplexy)　可发生在任何年龄,年老体弱者常发生在持续高温数天后。表现为高热、无汗、意识障碍,严重者可致肺水肿(pulmonary edema)、心功能不全,弥散性血管内凝血(DIC)等严重并发症。

（4）日射病(sun stroke)　在烈日下劳动时间过长,头部无防护措施者易发生。由于暴晒,脑组织温度可达40~42℃,但体温不一定增高。病人出现剧烈头痛、头晕、眼花、耳鸣、呕吐、烦躁不安,严重者可发生抽搐和昏迷。

三、心理状况

由于高热,肌肉痉挛和疼痛,剧烈的头痛、呕吐,以及并发症使病人出现精神紧张、烦躁不安,易激怒,当周围循环衰竭、脑水肿发生后,病人出现意识障碍、反应迟钝,对周围环境表现冷漠。

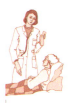

四、实验室检查

1. 血液检查(blood test)WBC总数增高,以中性粒细胞增高为主;血尿素氮、血肌酐可升高;血清电解质检查可有高钾、低氯、低钠血症。

2. 尿检查(urinalysis) 有不同程度的蛋白尿、血尿、管型尿改变。

3. 心电图(ECG) 可见心率失常。

【护理诊断及医护合作性问题】

1. 体温过高(hyperthermia) 与体温调节中枢功能紊乱、产热过多、散热障碍有关。
2. 体液不足(fluid volume deficit) 与出汗过多,水分及电解质补充不足有关。
3. 潜在并发症(potential complication) 休克、脑水肿、心力衰竭等。
4. 知识缺乏(knowledge deficit) 缺乏预防中暑的相关知识。

【护理目标】

1. 病人体温恢复正常,未发生休克、心力衰竭和脑水肿等。
2. 病人水、电解质维持平衡,血压、脉搏、尿量正常,皮肤血管充盈良好。
3. 病人无休克、脑水肿和心力衰竭等并发症的发生。
4. 知道中暑的健康教育知识,能预防中暑。

【护理措施】

一、迅速降温

立即将病人转移至阴凉通风处,保持安静,解开衣服。重症病人应保持呼吸道通畅,休克病人采取平卧位,头部偏向一侧,可防止舌后坠阻塞气道,也便于分泌物从口角流出。

1. 先兆中暑和轻度中暑

(1) 反复用冷水擦面部、四肢,并密切观察体温变化,直至体温降至38℃以下。测体温最好采用直肠温度(rectal temperature),因直肠温度稳定而准确。

(2) 缓慢饮入含盐的冰水或清凉饮料。

(3) 体温持续在38.5℃以上者可给予口服解热药,如有头痛、恶心、呕吐,可适当给予口服镇静剂。

(4) 低血压者应静脉输注生理盐水或乳酸林格液,必要时可静脉滴注异丙肾上腺素提高血压。

2. 重症中暑 降温(hypothermia)是抢救的关键。

(1) 物理降温 ① 冰袋冷敷(ice pack compress):高热病人,在头部、颈部、腋窝、腹

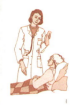

股沟等大血管处放置冰袋冷敷；② 冷水擦浴（cold sponge）：用加入少量乙醇（浓度5%～10%）的冰水或冷水擦拭全身皮肤，边擦边按摩，促进血液循环，加强散热。③ 冰水浴（ice soaking method）：嘱病人半坐卧位，浸于含有碎冰块，水温为15～16℃的冷水中。浸泡时水面不超过病人的乳头平面，浸浴10～15 min时应将病人抬离水面，待肛温下降至38～38.5℃时，即停止浸浴，置病人于室温在25℃的室内。若体温又回升到39℃以上时，可再行浸浴。

（2）药物降温　药物降温必须与物理降温同时使用。药物降温可防止肌肉震颤，减少机体分解代谢，减少机体产热，扩张周围血管加速散热。常用药物有：① 氯丙嗪（chlorpromazine）：用25～50 mg加入4℃的5% GNS 500 ml中，2 h内滴注完毕。用药过程中要严密监测生命体征，血压下降时，应减慢滴速或停药。② 山莨菪碱（654-2）：用10～20 mg稀释在5% GNS 500 ml中静脉滴注，可改善微循环，防止DIC的发生。

二、一般护理

1. 口腔护理　高热病人唾液分泌减少，口腔黏膜干燥，容易发生舌炎及牙龈炎等，应注意清洁口腔以防感染和黏膜破溃等。

2. 皮肤护理　高热伴有大汗者，应及时更换衣裤和被褥，注意皮肤清洁和床单干燥平整。定时翻身防止褥疮。

三、病情观察

1. 监测病人　T、P、R、BP、神志变化和皮肤出汗情况，判断病情。

2. 伴随症状　是否伴有寒战、大汗、咳嗽、恶心、呕吐、腹泻、出疹或出血等，以协助医生明确诊断。

3. 观察降温效果　① 每15～30 min测量肛温1次，肛温突然下降伴大量出汗，要警惕虚脱和休克发生。② 冰（冷）敷浴过程中，如高热而四肢末梢厥冷、发绀者，提示病情加重；如体温下降和四肢末梢转暖，则提示病情好转；有寒战、毛囊竖起表现，可能药量不足。③ 如有呼吸抑制、深昏迷、血压下降则停用药物降温。

四、对症护理

1. 昏迷、呼吸衰竭　保持气道通畅并高流量给氧，必要时建立人工气道，给予人工呼吸。

2. 重症中暑　要留置尿管监测尿量。有脑水肿和肾衰竭症状时，可用20%甘露醇（mannitol）脱水。

3. 高热惊厥　应置病人于保护床内，防止坠床和碰伤。为防止舌被咬破，床边应备开口器与舌钳。

五、并发症的预防与护理

1. 急性肾衰竭（acute renal failure, ARF）　中暑时由于大量水分自汗液排出，血液浓缩，心排出量降低，导致ARF。应早期使用20%甘露醇（mannitol）250 ml静脉滴注及呋塞米(furosemide)20 mg静脉推注。保持尿量在30 ml/h以上。

2. 休克　对伴有周围循环衰竭的病人,可酌情用5% GNS 1 500～2 000 ml静脉滴注,速度不宜过快,以防发生心力衰竭。合并酸中毒者,遵医嘱给予5%碳酸氢钠(sodium bicarbonate)200～250 ml静脉滴注。

六、心理护理

及时控制头痛,避免因身体不适增加心理负担。适当介绍与病人疾病有关的医护知识,指导病人主动配合。

七、健康教育

1. 中暑是在炎热的夏季和高温环境下的常见急症,应加强防暑降温的宣传。
2. 对高温作业人员应采取隔热、通风、遮阴、降温等措施。
3. 合理调整夏季作息时间,增加休息和营养。高热季节饮食以清淡为宜,给易消化、高维生素、高蛋白饮食。多饮水,每天应摄取含盐0.3%的清凉饮料。
4. 在烈日照射下必须戴凉帽,穿宽松透气的衣服,配备防暑降温药品。

【护理评价】

1. 病人体温是否恢复正常并未出现波动。
2. 是否及时观察并预防并发症。
3. 病人是否能接受中暑的事实,表现情绪稳定。
4. 病人是否已经获得预防中暑的知识。

第二节　电击伤病人的护理
(Nursing of Patients with Electric Injury)

【概述】

电击伤(electric injury)是指一定强度的电流通过人体时,引起机体组织不同程度损伤或器官功能障碍,甚至发生死亡。电流通过人体可引起全身性和局限性损伤,严重者可致呼吸和心搏停止(cardio-pulmonary arrest)。

电流(electricity)对人体的伤害包括本身以及转换为电能后的热和光效应两个方面的作用。电流对人的致命作用主要有两方面:一是引起心室颤动(ventricular fibrillation),导致心脏停搏(cardiac arrest),常见低压触电引起。二是对延髓呼吸中枢的损害,引起呼吸中枢麻痹,导致呼吸停止(respiratory arrest),主要是高压触电引起。

【护理评估】

一、健康史

触电常见于供电线路安装不合格、电器设备损坏、违反用电和电器操作规程、意外事故致电线杆倒地、电线折断漏电、生活中接触异常电源等原因发生。

二、身体状况

1. 局部表现　电流通过的皮肤出现电烧伤。低压电引起的烧伤,创面小,直径一般为0.5~2 cm,与健康皮肤分界清楚,边缘规则整齐,焦黄或灰白色无痛的干燥创面,偶可见水泡,多见于电流的进出部位;高压电引起的电烧伤,表现为面积大、伤口深、可达肌肉、血管、神经和骨髓,甚至使组织呈碳化状态。伤口多呈干性创面,有时呈现体表无明显伤口,而机体深层组织烧伤严重。

2. 全身表现

（1）轻症　可出现痛性肌肉收缩、精神紧张、面色苍白、头痛、头晕及呼吸心搏增快,部分病人可发生晕厥、短暂意识丧失,休息后可恢复,但有肌肉疼痛、疲乏、头痛及神经兴奋症状。体格检查需重视心脏听诊,要求至少连续听诊5 min。常可听到不同类型的心律不齐(arrhythmias)。

（2）重症　多发生于电压高、电阻小、电流强度大的情况下触电或触电后未能及时脱离电源,遭受电损害时间较长的病人。表现为肌肉抽搐、血压下降、心律不齐,也可在电击后立即出现心脏停搏(cardiac arrest)。

三、心理状况

电击伤多突然发生,由于烧伤部位疼痛及病人担心生命受到威胁而感到焦虑恐惧。

四、实验室检查

1. 血液检查(blood test)　血细胞升高、电解质有改变。
2. 尿检查(urinalysis)　尿中检查有血红蛋白或肌红蛋白。
3. 心电图(ECG)　可有不同类型心律失常。

【护理诊断及医护合作性问题】

1. 皮肤完整性受损(risk for impaired skin integrity)　与电流烧伤局部组织有关。
2. 潜在并发症(potential complication)　休克、感染、心脏停搏。
3. 焦虑(anxiety)、恐惧(fear)　与担心残废或生命受到威胁有关。
4. 知识缺乏(knowledge deficit)　缺乏安全用电知识。

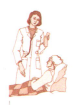

【护理目标】

1. 病人烧伤创面(wound surface)不发生感染,愈合良好。
2. 病人保持生命体征平稳,未发生严重的心、脑损害等并发症。
3. 病人情绪稳定,身心不适消除。
4. 病人获得有关安全用电的健康教育知识,知道电击伤的预防。

【护理措施】

一、现场救护

1. 迅速脱离电源　根据触电现场的情况,采取最安全、最迅速的办法,使触电者脱离电源。

（1）关闭电闸　如电闸就在触电现场附近,应立即关闭电闸,同时派人守护总电闸,防止不知情者重新合上电闸造成进一步伤害。

（2）挑开电线　如为高处垂落电源线触电,不能关闭电闸时,可用干燥竹竿或木棒等绝缘物,将触及触电者的电线挑开。并将挑开的电线处置妥当,以免再触及他人。

（3）切断电线　如在野外或远离电闸,抢救者又不能接近触电者,不便将电线挑开时,可用绝缘钳子斩断电线,使电流中断,并妥善处理电线断端。

（4）拉开触电者　如触电者俯卧在电线或漏电的电器上,上述方法不能采用时,可用干木棒将触电者拨离触电处,或用干燥绝缘的绳索套在触电者身上,将其拉离电源。

注意事项:① 触电者在高处触电时,应采取适当的安全措施,防止脱离电源后,从高处坠下骨折或死亡。② 抢救者应保持自己与触电者的绝缘,未断离电源前绝不能用手牵拉触电者,可在脚下垫放干木块等绝缘物品,使自己与大地绝缘。

2. 就地抢救　轻者神志清楚,仅感心慌、乏力、四肢发麻,应就地休息观察1~2 h。心搏骤停者在脱离电源后应立即心肺复苏,及时清除气道内分泌物,保持呼吸道通畅,有条件时宜尽早行气管内插管(tracheal intubation)和人工呼吸机给氧,同时进行心电监护。并及时进行其他伤情,如大出血(massive haemorrhage)、骨折(fracture)、气胸(pneumothorax)等的救治。

二、心理护理

对清醒病人应给予心理安慰,消除其恐惧心理,同时注意病人电击后出现的精神兴奋症状,严密监测其行动,避免发生意外。

三、病情观察

1. 生命体征　观察T、P、R、BP。尤其应仔细检查心率和心律,每次心脏听诊应保持5 min以上,判断有无心率失常。必要时进行持续心电监护。

2. 神经系统　观察神志、感觉和运动功能。病人多有短暂的意识丧失（unconsciousness），可自行恢复。若电流自头部进入或流出，则可引起昏迷、肢体感觉和运动障碍。

四、对症护理

1. 除颤　室颤会导致病人心搏骤停。因此除颤治疗在复苏抢救中十分重要。可采用药物或电除颤。

2. 口腔、皮肤护理　预防口腔炎和褥疮的发生。保持病人局部伤口敷料的清洁、干燥，防止脱落。

五、用药护理

电击伤后如出现室颤或心脏停搏，可选用以下药物。

1. 盐酸肾上腺素（adrenalin）　1～5 mg 静脉或气管内滴入（endotracheal drip），如无效可每 5 min 注射 1 次。如触电后心搏存在，有房性或室性早搏者应禁止使用盐酸肾上腺素。该药可能引起室颤，抢救现场缺乏电除颤及药物除颤条件者应慎用盐酸肾上腺素。

2. 利多卡因（lidocaine）　触电后发生室颤，如使用胸外电除颤无效，可同时静脉给予利多卡因，同时加大除颤电能量，常有较好疗效。室颤时首次用量 1 mg/kg，稀释后静脉缓慢注射，必要时 10 min 后再注射 0.5 mg/kg，总量不超过 3 mg/kg。

六、并发症的预防及护理

1. 救治合并伤　病人触电后弹离电源或自高空跌下常伴有颅脑损伤、气胸、血胸、内脏破裂、四肢骨折、骨盆骨折等，应配合医生做好救治和监护。如电流伤害到病人脊髓应注意保持脊椎固定，防止脊髓再次受损。

2. 烧伤创面护理　在现场应保护烧伤创面，创面用消毒液冲洗后无菌敷料包扎。焦痂应在伤后 3～6 天及时切除。如皮肤缺损较大，可进行植皮。同时选择抗生素预防和控制感染，必要时注射破伤风抗毒血清（TAT）。

七、健康教育

1. 普及安全用电知识和重视安全用电教育，选择合格电器产品，正确安装与使用电器，不私自乱拆乱修，特别要注意儿童触碰电源。

2. 遇到火灾等意外事故，先切断电源。

3. 雷雨天气最好不外出，应切断室内电源；雷雨时不在大树、高压线下停留。如遇到雷击时，感到头发竖起、皮肤刺痛，应立即卧倒，迅速滚向他处，以减轻身体受伤程度。

4. 预防跨步电压触电，人离电线落地点应在 10 m 以上安全距离，室内最少在 4 m 以上，室外最少在 8 m 以上。如果处在非安全区，应采用单脚跳跃或双脚小碎步离开危险区。

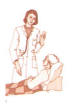

【护理评价】

1. 病人生命体征是否恢复正常,有无呼吸和循环的紊乱。
2. 是否及时观察并预防并发症。
3. 病人是否能接受电击伤的事实,表现情绪稳定。
4. 是否已经知道如何预防触电的发生。

第三节 冻僵病人的护理
(Nursing of Patients with Frozen Stiff)

【概述】

冻僵(frozen stiff)是指在寒冷环境中,体温过度下降引起的以神经系统和心血管为主要表现的全身性疾病。绝大多数发生在严寒的冬季。全身受低温侵袭时,主要是外周血管强烈收缩及肌痉挛、战栗,同时体温由表及里降低,导致血液循环和细胞代谢紊乱,心、脑等器官功能逐渐受抑制,乃至停顿。机体呈僵死状态,如不及时复温抢救,可致死亡。

【护理评估】

一、健康史

低温作用是冻僵的根本原因,另与下列因素有关。

1. 自然因素　气温低、空气湿度大、风速大等都可加速身体散热,造成冻伤。
2. 全身因素　过度疲劳、饥饿、精神紧张、营养不良、创伤、失血、休克及酗酒等,可使全身抵抗力降低,减弱人体对外界温度变化的调节和适应能力。

二、身体状况

人体遭受严寒侵袭,使全身降温所致的损害,主要是血液循环障碍和细胞代谢紊乱。

1. 轻度冻僵　由于血管强烈收缩和肌肉痉挛,病人出现心悸、血压升高、呼吸加快、寒战、四肢发凉、皮肤苍白或发绀、关节肌肉僵硬等症状。
2. 中度冻僵　体内热量大量丢失,体温逐渐下降时,病人由兴奋转为抑制,病人感觉全身麻木(numbness),四肢无力,出现嗜睡、反应迟钝、瞳孔扩大、呼吸减慢等。

3. 重度冻僵　如病人体温继续下降,病人进入神志不清、昏迷状态、血压下降,周围血管强烈收缩,导致循环衰竭(circulative failure)、缺氧(anoxia)。如未能及时救治,即可致死。

三、心理状况

冻僵病人因发病突然,局部冻伤疼痛及担心生命受到威胁而感到焦虑恐惧。家属和陪护在心理上产生沉重负担,家庭社会应付能力下降。

四、实验室检查

血液检查　感染时可见WBC总数和中性粒细胞增加。

【护理诊断及医护合作性问题】

1. 体温过低(hypothermia)　与机体暴露于低温环境、体温调节无效有关。
2. 潜在并发症(potential complication)　心室纤颤、休克、肾衰竭。
3. 焦虑(anxiety)、恐惧(fear)　与担心生命受到威胁或遗留肢体残废有关。
4. 知识缺乏(knowledge deficit)　缺乏寒冷情况下的保护知识。

【护理目标】

1. 体温恢复并保持在正常范围。
2. 无并发症发生。
3. 焦虑和恐惧减轻,与医护人员配合治疗。
4. 获得有关冻僵的预防知识,知道冻僵的预防和救护。

【护理措施】

一、现场救护

1. 脱离低温环境　迅速脱去潮湿的衣服、鞋袜。搬动病人时动作应轻柔,以免发生骨折和扭伤。
2. 迅速复温　立即将病人身体浸泡在38～42℃温水中,水温要保持恒定,并要求在20～30 min内复温。复温的标志是肢端转红润,皮温达36℃,复温后应立即进行保暖。忌用火烤、热敷等加热措施,禁用冷水浴或雪搓、捶打等方法。
3. 促进循环　病人清醒后可饮热茶、热牛奶、糖水、姜汤等。在温暖环境中可给病人饮少量热酒,促进血液循环及扩张周围血管,但在寒冷环境中不宜给病人饮酒,以免增加身体热量丢失。
4. 心肺复苏　心搏呼吸骤停(cardiopulmonary arrest)时要及时采用人工呼吸(arti-

ficial ventilation)、胸外心脏按压(external cardiac compressing)等复苏抢救措施。

二、心理护理

清醒病人鼓励其说出内心感受,分析产生焦虑恐惧的原因。及时止痛,避免因身体不适增加心理负担。适当介绍与冻僵治疗有关的知识,指导病人主动配合。

三、病情观察

经急救处理复温后,应密切观察血压、脉搏、呼吸、体温、尿量等改变。尤其对心搏呼吸骤停病人,其心搏呼吸虽已恢复,但常有室颤(ventricular fibrillation)、血压下降(hypotension)、休克等,观察有无呼吸道分泌物多或发生肺水肿(pulmonary edema),尿量少或发生急性肾功能不全(acute renal failure,ARF)等并发症。

四、对症护理

1. 注意保暖　复温后要注意保暖,较严重的冻僵病人应置于温室内,轻症病人在一般室温下,加盖被服保暖即可。

2. 增加营养　供给高热量、高蛋白、高维生素饮食。如病人不能口服,应由静脉供给水分、电解质和热量。

五、用药护理

用药的目的是改善局部循环,可用低分子右旋醣酐500~1 000 ml/D静脉滴注,8 h内滴完,连续7~14天,可以改善毛细血管血流,防止血细胞凝集和血栓形成。给血管扩张剂如烟酸、妥拉唑啉、罂粟碱等,可以舒张血管,防止血管痉挛和血栓形成。其他如维生素C、维生素E、路丁等,具有改善局部血液循环,促进损伤细胞修复等作用。

六、并发症的预防及护理

根据伤情选用有效的抗菌药物,防止感染。如有伤口或组织坏死,应注射破伤风抗毒素,必要时需注射气性坏疽抗毒血清,以预防厌氧菌感染。

七、健康教育

1. 普及防冻知识　对严寒地区的人群做好防冻宣传教育工作,使群众充分了解冻僵发生的原因及防冻知识。重视防冻措施。

2. 加强耐寒锻炼　除平时经常进行体育锻炼外,冬季要多开展户外活动,如早操、冰上运动、滑雪、雪地游戏等。

3. 注意防寒防潮　寒冷季节在户外工作者应做好防护,尤其耳、鼻、手等暴露部位,更须加强防护,衣着应温暖合体、遮风性能强,在严寒气候条件下,应避免在户外时间过长,并要避免长时间静止不动。

4. 增强机体抗寒能力　对在寒冷环境中作业的人员,要供给有足够热量的饮食。

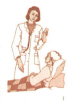

饮食间隔的时间不宜过长,一般不超过5~6 h,并且保证充足的睡眠,避免过劳。禁忌大量饮酒,以免血管扩张,增加身体热量散失。

【护理评价】

1. 体温是否恢复正常并未出现波动。
2. 是否及时观察并预防并发症。
3. 是否能接受冻僵的事实,表现情绪稳定。
4. 是否已经知道如何预防冻僵的发生。

思考题

(一)单选题

1. 高热环境剧烈运动伴大量出汗时,饮用无盐饮料可致

A. 热痉挛　　B. 热衰竭　　　C. 日射病　　　　D. 中毒先兆　　　E. 热射病

2. 遇一电击伤病人倒地,急救首先应采取

A. 使用复苏药物　　　　B. 人工呼吸　　　　C. 扑灭身上火焰

D. 立即使病人脱离电源　　E. 处理伤口

3. 冻僵病人急救复温时,应采用

A. 火烤　　B. 热敷　　　C. 热水浴　　　　D. 冷水浴　　　　E. 雪搓、捶打

4. 冻僵清醒后的病人,处理错误的是

A. 置于温室中保温　　　　B. 可用雪搓、捶打　　　　C. 饮用热饮料

D. 温水浴后拭干进行保温　E. 温暖环境中也可饮少量热酒

5. 何类中暑病人应采用头部重点降温?

A. 日射病　　　B. 热衰竭　　C. 轻度中暑　　　D. 热射病　　　E. 热痉挛

(二)阅读理解

Therapeutic Effects of Cold

The physiologic effects of cold treatments to the body are mainly vasoconstriction and decreased metabolism.Vasoconstriction of blood vessels and decreased supply of blood to an injury area prevents edema.Decreased metabolism and decreased cellar activity reduce inflammation, available oxygen, and nutrients to the tissue.Cold therapy also blocks.Pain receptors and slows never impulse conduction, which reduces pain.Increased blood coagulation at the injury site occurs as result of increased blood viscosity.

Cold therapy is used to reduce edema in sprains and strains, to control bleeding and pain, and to reduce fever.Cold therapy, like heat therapy, can be either moist or dry.Moist therapy is in the form of the tepid bath or cold compresses.The application of an ice pack or ice collar is considered dry therapy.

Cold therapy is effective for 15 to 20 minutes.If the commercial cold pack has an outer covering it can be applied directly to skin.Ice should not be applied directly to the skin sur-face because it can cause tissue injury.Prolonged use of cold treatments reverse the effect of protective mechanism.

Full—body hypothermia is used in some surgical procedures to reduce the metabolic needs of client during prolonged surgical events.It lowers body temperature below normal range, in some to 78 ℉ or below.It also used when the client has a very high temperature that is not controlled with medication or if there is a risk of cerebral edema following head injury or cranial surgery.

Question：What are therapeutic effects of cold?

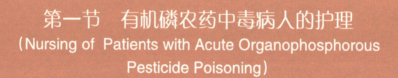

第十三单元　急性中毒病人的护理

（Nursing of Patients with Acute Poisoning）

第一节　有机磷农药中毒病人的护理
（Nursing of Patients with Acute Organophosphorous Pesticide Poisoning）

【概述】

　　有机磷农药中毒（acute organophosphorous pesticide poisoning）是指有机磷农药（organophosphorous pesticide）短时间内进入人体,抑制胆碱酯酶的活性,引起乙酰胆碱蓄积,导致胆碱能神经先兴奋后抑制的毒蕈碱样、烟碱样和中枢神经系统等症状的临床综合征;严重者可因昏迷和呼吸衰竭而死亡。

　　有机磷农药大都呈油状或结晶状,色泽由淡黄至棕色,稍有挥发性,有大蒜味。除美曲膦酯外,一般难溶于水,易溶于有机溶剂,在碱性条件下易分解失效。

　　急性有机磷农药中毒的发生机制主要是有机磷进入人体后迅速与胆碱酯酶结合形成磷酰化胆碱酯酶,抑制了胆碱酯酶的活性,使其失去分解乙酰胆碱的能力,导致乙酰胆碱大量蓄积,产生胆碱能神经功能紊乱,先兴奋,最后转为抑制。

【护理评估】

一、健康史

　　1. 职业性中毒　多由农药的生产、运输、保管、使用过程中不遵守操作规程或不注意个人防护所致。

2. 生活性中毒　多由于误服、自服或食用喷洒过农药的瓜果蔬菜所致,也有因滥用有机磷农药治疗皮肤病或驱虫、杀灭蚊蝇所致。

二、身体状况

急性中毒发病时间与毒物品种、剂量和侵入途径密切相关。经皮肤吸收中毒,一般在接触2~6 h内发病,口服或呼吸道吸入中毒在几分钟至数十分钟出现症状。一旦中毒症状出现后,病情迅速发展。

1. 毒蕈碱样症状(muscarinic symptoms)又称M样症状　主要是乙酰胆碱大量蓄积,兴奋过多的M样受体,引起平滑肌痉挛和腺体分泌增加。表现有恶心、呕吐、腹痛、腹泻、多汗,尚有流泪、流涕、流涎、心搏减慢和瞳孔缩小。支气管痉挛、分泌物增多、咳嗽、呼吸困难,严重者出现肺水肿。

2. 烟碱样症状(nicotinic symptoms)又称N样症状　乙酰胆碱在横纹肌神经肌肉接头处过度蓄积,兴奋过多的N样受体,使全身横纹肌肌纤维颤动,甚至肌肉强直性痉挛。临床表现有肌束颤动、牙关紧闭、全身紧束感和压迫感,后期发生肌力减退、呼吸肌麻痹引起周围性呼吸衰竭。

3. 中枢神经系统症状　中枢神经系统受乙酰胆碱刺激后有头晕、头痛、疲乏、共济失调、烦躁不安、谵妄、抽搐和昏迷。

急性中毒可分为三级。

1. 轻度中毒　以M样症状为主,有头晕、头痛、恶心、呕吐、多汗、胸闷、视力模糊、无力、瞳孔缩小。

2. 中度中毒　除上述症状加重外,还有N样症状、肌纤维颤动。

3. 重度中毒　以上症状进一步加重,并出现昏迷、肺水肿、呼吸肌麻痹(呼吸衰竭)、脑水肿。

三、心理状况

病人常因突然发病而出现紧张、恐惧心理,并为是否留有后遗症而担心。服毒自杀者可能会有抵触情绪,不配合治疗。

四、实验室检查

1. 全血胆碱酯酶活力测定　是诊断急性有机磷农药中毒的特异性指标,对判断中毒程度,疗效和预后极为重要。正常值为100%。轻度中毒者,血胆碱酯酶活力降至70%~50%;中度中毒降至50%~30%;重度中毒降至30%以下。

2. 尿中有机磷农药分解产物测定　美曲膦酯中毒,尿中出现三氯乙醇。对硫磷和甲基对硫磷中毒尿中出现对硝基酚。

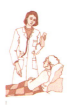

【护理诊断及医护合作性问题】

1. 气体交换受损(impaired gas exchange) 与毒物引起呼吸道分泌物增多、支气管痉挛、肺水肿及呼吸肌麻痹有关。

2. 急性意识障碍(acute confusion) 与有机磷作用于中枢神经系统以及脑水肿有关。

3. 情境性自我贬低(situational low self esteem) 与学业、事业、家庭、婚姻等受到挫折失去生活信心有关。

4. 潜在并发症(potential complication) 与药物中毒有关。

【护理目标】

1. 呼吸道通畅,呼吸困难程度减轻或消失。

2. 意识障碍程度减轻或意识恢复。

3. 重新树立生活信心。

4. 无并发症发生。

【护理措施】

一、迅速清除毒物

立刻脱离现场,脱去污染的衣服,用肥皂水清洗污染的皮肤、毛发和指甲。眼部污染可用2%碳酸氢钠溶液(美曲膦酯中毒者禁用)或清水冲洗。口服中毒者用清水、2%碳酸氢钠溶液(美曲膦酯中毒者忌用)或1:5 000高锰酸钾溶液(对硫磷中毒者忌用)反复洗胃,直至洗清为止,然后再给硫酸钠或硫酸镁导泻。

二、解毒药的使用及护理

用药原则:根据病情,早期、足量、联合、重复应用解毒药。

1. 阿托品 抗胆碱药。阻断乙酰胆碱对副交感神经和中枢神经系统M受体的作用,对缓解M样症状有效。使用原则为早期、足量、反复给药,以达到"阿托品化",临床出现瞳孔较前扩大、口干、皮肤干燥和颜面潮红、肺部湿啰音消失、心率加快至90～100次/min,意识障碍减轻或消失,昏迷者开始苏醒。此时可减少阿托品用量直至症状体征完全消失24 h后停药。如用药过程中出现瞳孔扩大、神志模糊、烦躁不安、抽搐、昏迷和尿潴留等,提示阿托品中毒,应立即停用阿托品。

2. 胆碱酯酶复能剂 能使被抑制的胆碱酯酶恢复活性,缓解N样症状。常用的药物有碘解磷定(pyraloxime methiodide, PAM-I)和氯解磷定(pyraloxime methylchloride, PAM-CL)。副作用有短暂的眩晕、视物模糊、复视、血压升高等。用量过大可引起中毒,抑制胆碱酯酶活力,导致肌颤、呼吸抑制甚至昏迷。

有机磷杀虫药中毒的治疗最理想是胆碱酯酶复能剂与阿托品联合使用。轻度中毒亦可单独使用胆碱酯酶复能剂。两种解毒药合用时，阿托品的剂量应减少，以免发生阿托品中毒。

三、对症护理

1. 密切配合治疗，保证及时、准确静脉给药，观察药物疗效及不良反应。

2. 密切观察病人生命体征及神志、瞳孔、面色、皮肤、尿量变化，熟悉阿托品化征象，并随时警惕和防止阿托品过量，发现阿托品中毒时应及时停用阿托品。

3. 详细记载护理记录及出入量，保证液体供应，防止脱水及电解质紊乱。

4. 保持呼吸道通畅，维持呼吸功能。密切观察呼吸道分泌物及肺部啰音的变化。及时清除分泌物，防止肺水肿、预防感染发生。及早发现呼吸肌麻痹或呼吸中枢抑制引起的呼吸衰竭，必要时行气管切开(tracheotomy)、气管插管(tracheal intubation)。

5. 若出现心功能不全者，应严格掌握输液速度，按医嘱及时给予强心剂、利尿剂等药物治疗。

6. 中、重度中毒昏迷抽搐时，按昏迷常规护理，头偏向一侧，防止呕吐时发生窒息。加强安全保护措施，防止自伤或坠床。大量使用阿托品后出现高热时，可用物理降温或解热剂。尿潴留者可行膀胱挤压、针灸、导尿。导尿应严格执行无菌技术操作，适时拔除导尿管，防止并发尿路感染。如发生脑水肿，除头置冰袋或冰帽、吸氧、脱水治疗外，变动体位时动作应缓慢，防止发生脑疝。

7. 观察毒物刺激和反复大量洗胃后有无并发消化道出血，若有呕血、便血时，应及早报告医生处理。

8. 严格交接班制度，注意有机磷农药中毒反跳现象，其原因是：洗胃不彻底、胃肠残留毒物再吸收或阿托品减量过快所致。使原有症状复现或加重，其先兆症状是：胸闷、食欲缺乏、唾液分泌明显增加，应及时对症处理。

四、心理护理

如为服毒自杀者，应做好心理护理，并加强防护，以防再次自杀。

五、健康教育

执行安全生产及劳动保护、加强卫生宣教。严格有机磷农药的销售及管理。

【护理评价】

1. 病人的中毒症状是否减轻或消失，基本需要得到满足。
2. 病人能否正确认识本病，懂得防毒及自我保健知识，树立生活信心。
3. 有无脑水肿、肺水肿、呼吸衰竭等严重并发症发生。

第二节　急性一氧化碳中毒病人的护理
(Nursing of Patients with Acute Carbon Monoxide Poisoning)

【概述】

急性一氧化碳中毒(acute carbon monoxide poisoning)俗称煤气中毒,是指人体短时间内吸入过量CO而造成脑及全身组织缺氧,最终导致脑水肿和中毒性脑病。CO是生产和生活环境中,含碳物质燃烧不完全时产生的一种无色、无味、无臭、无刺激性的气体。

【护理评估】

一、健康史

1. 职业性中毒　炼钢、炼焦和烧窑等工业生产中炉门、室门关闭不严或管道泄漏,矿井采掘或爆破、瓦斯爆炸时可产大量一氧化碳,如果防护不当,容易发生中毒。工业生产煤气违反操作规程时也可发生中毒。

2. 生活性中毒　家庭用煤气、煤炉,通风不良或管道泄漏,也可发生一氧化碳中毒。

3. 个体因素　中毒症状的轻重与吸入一氧化碳的浓度和吸入时间成正比,也与个体的健康状况及人体对一氧化碳的敏感程度有关。如妊娠、嗜酒、贫血、营养不良、慢性心血管或呼吸道疾病等均可加重中毒的程度。

二、身体状况

1. 轻度中毒　病人有头痛、眩晕、乏力、恶心、呕吐、耳鸣、眼花、心悸。脱离中毒环境,吸入新鲜空气后,症状能迅速缓解。

2. 中度中毒　上述症状加重,并出现呼吸及脉搏增快、烦躁不安,幻觉,视物不清,步态不稳,颜面潮红,口唇呈樱桃红色以及嗜睡,瞳孔对光反应迟钝等浅昏迷的表现。经积极抢救,吸氧后可恢复正常,一般不留后遗症。

3. 重度中毒　病人呈现深昏迷,常并发脑水肿,肺水肿,心肌损害,心律失常,惊厥,皮肤、黏膜苍白或发绀,受压部位皮肤可出现水泡和红肿。严重者可因呼吸循环衰竭而死亡。该型病死率高,经抢救存活者多有不同程度的神经系统后遗症。

三、心理状况

病人常因急性发病而感到焦虑不安。重度中毒者清醒后可因并发症、后遗症而产生焦虑、悲观失望的心理。

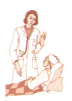

四、实验室检查

1. 血液碳氧血红蛋白(COHb)测定 碳氧血红蛋白浓度轻度中毒为10%~20%,中度为30%~40%,重度在50%以上。

2. 脑电图检查 可见低幅慢波,与缺氧性脑病进展相平行。

3. 头部CT检查 脑水肿可见病理性密度减低区。

【护理诊断及医护合作性问题】

1. 气体交换受损(impaired gas exchange) 与血红蛋白变性失去携氧能力有关。

2. 皮肤完整性受损(impaired skin integrity) 与肢体受压及皮肤缺氧性损害有关。

3. 焦虑(anxiety) 与突然发病、症状危重、担心预后有关。

4. 潜在并发症(potential complication) 脑水肿等。

【护理目标】

1. 缺氧状态纠正,重要脏器未发生严重损害。

2. 皮损处得到有效的处理,未发生感染和组织坏死。

3. 病情明显好转,情绪稳定。

4. 无并发症发生。

【护理措施】

一、迅速脱离中毒环境

迅速将病人脱离有毒现场,安置在空气流通的地方,松解衣扣,保持呼吸道通畅注意保暖。

二、纠正缺氧

应尽快用鼻导管或面罩给以高流量吸氧,对重度中毒者有条件时可行高压氧舱治疗,以增加血液中含氧量,加速碳氧血红蛋白解离,迅速排出一氧化碳,纠正组织缺氧,并可降低脑细胞通透性、降低颅内压、防止脑水肿。

三、改善脑组织代谢

一氧化碳中毒所致的脑水肿,可在24~48 h发展至高峰。病人应绝对卧床休息,床头抬高15°~30°;按医嘱应用20%甘露醇快速加压静脉滴注,必要时加用呋塞米及激素类药物;头置冰袋、冰帽降温,保护脑细胞,减少耗氧及代谢。促进脑细胞功能恢复,按医嘱使用促进脑细胞代谢的药物。

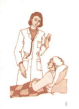

四、并发症预防及护理

注意保暖,保持呼吸道通畅,及时清除口腔及咽部分泌物及呕吐物,防止吸入窒息,合理使用抗生素,预防肺部继发感染。皮肤出现水肿、水疱者,应抬高患肢,减少受压,可用无菌注射器抽液后包扎,注意防止因营养和循环障碍而继发皮损及感染。加强皮肤护理,保持清洁、干燥,定时翻身预防压疮发生。

五、健康教育

1. 加强预防煤气中毒的宣传。

2. 厂矿、企业认真执行安全操作规程,注意劳动保护,进入高一氧化碳环境中要带好防毒面具。经常检测一氧化碳浓度。

3. 生活用煤炉要安装烟囱或风斗,保持通畅、严密,防止漏烟。保持室内通风良好。

【护理评价】

1. 病人缺氧的症状是否减轻或恢复。

2. 皮损处是否妥善处理。

3. 情绪是否稳定。

4. 能否及时预防和控制肺炎、肺水肿、心肌损害和迟发性脑病的发生。

第三节　镇静催眠药中毒病人的护理
(Nursing of Patients with Sedative-hypnotic Poisoning)

【概述】

一次服用或静脉应用大剂量镇静催眠药(sedative-hypnotic)可引起急性镇静催眠药中毒。主要临床表现以中枢神经系统抑制为主,出现昏迷、呼吸抑制和休克。长期服用大剂量催眠药可能成瘾,突然停药可引起戒断综合征。

常用的镇静催眠药分四类:① 巴比妥类:巴比妥、异戊巴比妥、苯巴比妥、硫喷妥钠等;② 苯二氮䓬类:地西泮(diazepam,安定)、阿普唑仑等;③ 非巴比妥非苯二氮䓬类:水合氯醛、格鲁米特(glutethimide,导眠能)、甲喹酮(安眠酮)、甲丙氨酯(眠尔通)等;④ 吩噻嗪类(抗精神病药):氯丙嗪、奋乃静等。

镇静催眠药大剂量应用都能广泛抑制中枢神经系统,皮质下中枢(间脑、中脑、脑桥)由上向下,脊髓由下向上,逐渐受到抑制,病人意识丧失,反射消失;延髓中枢受抑制后出现呼吸抑制和血压下降。

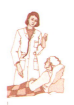
【护理评估】

一、健康史

有可靠的镇静催眠药史,了解用药种类、剂量及服用时间,是否经常服用该药,服药前后是否有饮酒史。病前有无情绪波动。

二、身体状况

1. 巴比妥类中毒　意识障碍和呼吸抑制程度较深,进行性加重,而且持续时间较长,并发症较多。中毒表现与服药剂量有关,依病情轻重分为:

（1）轻度中毒　嗜睡,判断力和定向障碍,头痛、头晕、乏力,步态不稳,动作不协调,言语不清。各种反射存在,体温、脉搏、呼吸、血压正常。

（2）中度中毒　浅昏迷。呼吸减慢,血压正常,腱反射消失,角膜反射与吞咽反射仍存在。

（3）重度中毒　深昏迷。呼吸浅慢、不规则,甚至停止;血压下降,严重者可休克;体温下降;全身肌肉弛缓,各种反射消失;可并发脑水肿、肺水肿及急性肾衰竭等。

2. 苯二氮䓬类中毒　中枢神经系统抑制较轻,主要表现为嗜睡、头晕、言语不清、意识模糊、共济失调,很少出现长时间深昏迷和呼吸抑制等严重症状。若同时服用吗啡、酒等会使其毒性增加。

3. 非巴比妥非苯二氮䓬类中毒　其表现与巴比妥类中毒相似,但各有其特点:

（1）水合氯醛中毒　可有心律失常。

（2）格鲁米特(导眠能)中毒　意识障碍有周期性波动,有抗胆碱能神经症状,如瞳孔散大等。

（3）甲喹酮(安眠酮)中毒　可有明显的呼吸抑制,出现锥体束征如肌张力增强、腱反射亢进、肌阵挛等。

（4）甲丙氨酯(眠尔通)中毒　常有血压下降。

在大量服药超过两个月而突然停药时,可发生严重的停药反应,一般在停药的第2~3天,偶尔在第6~7天发生惊厥,甚至呈癫痫状态。也可在停药第3~17天出现精神症状。

4. 吩噻嗪类中毒　最常见为锥体外系反应:① 震颤麻痹综合征;② 静坐不能;③ 急性肌张力障碍反应,如斜颈、吞咽困难、牙关紧闭等。

三、心理状况

病人如因误服,常出现紧张、恐惧心理,并为是否留有后遗症而担心。蓄意服毒者可能会有抵触情绪,不配合治疗。

四、实验室检查

诊断不明确者可取病人的胃内容物、血、尿标本送检,做镇静催眠药定性或定量检查。

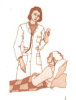

【护理诊断及医护合作性问题】

1. 气体交换受损（impaired gas exchange）　与毒物引起呼吸系统抑制、呼吸肌麻痹及肺水肿有关。

2. 急性意识障碍（acute confusion）　与镇静催眠药对中枢神经系统的抑制有关。

3. 情境性自我贬低（situational low self esteem）　与学业、事业、家庭、婚姻等受到挫折失去生活信心有关。

4. 潜在并发症（potential complication）　呼吸衰竭、休克、感染、肺水肿、脑水肿、急性肾衰竭等。

【护理目标】

1. 呼吸道通畅，呼吸困难程度减轻或消失。
2. 意识障碍程度减轻或意识恢复。
3. 重新树立生活信心。
4. 无并发症发生。

【护理措施】

一、迅速清除毒物

尽快洗胃，为防止毒物进一步吸收，清醒者先用催吐法，意识不清者应插胃管洗胃，洗胃过程中应密切观察生命体征的变化，如有异常应立即中止洗胃，进行抢救。

二、一般护理

1. 饮食　一般给予高热量、高蛋白易消化的流质饮食。昏迷时间超过 3 ~ 5 天，营养不易维持者，可由鼻饲补充营养及水分。

2. 吸氧　由于脑组织缺氧可促进脑水肿，加重意识障碍，故应持续吸氧，氧流为 2 ~ 4 L/min。

三、对症护理

1. 密切观察神志、面色、脉搏、呼吸、血压、体温、瞳孔、反射等，并加以记录。

2. 昏迷者保持呼吸道通畅，吸出呼吸道分泌物，定时拍背、翻身，防止发生压疮。做好口腔护理。无咽反射时气管插管，深昏迷时用加气囊的气管插管。插管超过 3 天，应行气管切开。

3. 维持血压　补液扩容后血压仍不升时，可用多巴胺 20 mg 加入生理盐水 500 ml 中静脉滴注。每日测血清钾、钠、氯化物。

4. 心律失常者给予心电监护(electrocardiographic monitoring)，并根据病情给予治疗。

5. 血液透析、血液灌流　服催眠药剂量过大，又符合血液净化治疗的指征，则遵医嘱进行血液透析或血液灌流，并做好治疗过程中的护理。

四、用药护理

遵医嘱静脉输液，使用中枢兴奋药如纳洛酮、贝美格等，若为巴比妥类药中毒可遵医嘱静脉输入5%碳酸氢钠100~200 ml，以利药液排出。苯二氮䓬类药中毒遵医嘱可用拮抗剂氟马西尼静脉注射。注意监测脏器功能变化，尽早防治脏器衰竭。

五、心理护理

不宜让清醒病人单独留在病房内，防止再度自杀。

六、健康教育

1. 向失眠者普及导致睡眠紊乱的原因及避免失眠的常识　脑力过度疲劳或处于应激状态者，晚上要做些轻松的工作，睡前淋浴或用热水洗脚，睡前可喝热牛奶一杯，禁饮有兴奋作用的饮料。另外，白天坚持锻炼，保持睡眠的规律性。偶尔服用催眠药是可以的，但不能长期服用。失眠者以采取心理及物理疗法为主。

2. 对服用催眠药病人的指导　向病人解释长期服用各类催眠药均可产生耐受性，久用后会产生精神依赖(睡前必服)及躯体依赖(不服药睡不着)，且在治疗剂量时常有不良反应发生，如轻度头晕、乏力、困倦。巴比妥类药还可引起粒细胞减少、肝肾损害。一般过量服药连续4个月以上者，突然停药会出现戒断综合征。

3. 加强药物管理。

【护理评价】

1. 呼吸困难是否减轻或消失。
2. 意识是否清醒。
3. 基本需要是否得到满足，蓄意服毒者能否重新树立生活信心。
4. 有无脑水肿、呼吸衰竭、急性肾衰竭等严重并发症发生。

第四节　毒蛇咬伤病人的护理
(Nursing of Patients with Venomous Snake bite)

【概述】

毒蛇咬伤(Venomous Snake bite)常见于我国南方农村、山区和沿海一带，夏秋两季

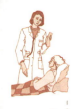

多见。对人畜危害较大的有眼镜蛇、眼镜王蛇、银环蛇、金环蛇、小头海蛇、环纹海蛇、蝮蛇、五步蛇、竹叶青等。

毒蛇咬伤后的表现主要由毒蛇的毒腺中分泌的蛇毒所致;蛇毒主要为蛋白质、系多肽类和多种酶组成。其成分复杂,分为两类,即对神经系统有损害的神经毒素(nervous toxin)及对血液、循环系统有损害的血液循环毒素(blood toxin)。神经毒素能影响运动神经-骨骼肌传导功能,阻断运动神经肌肉接头的突触递质传递。血液循环毒主要影响造血和心血管功能,引起出血和心血管功能障碍。蛇毒酶具有使红细胞、血小板溶解,神经递质水解等作用。

【护理评估】

一、健康史

有无被蛇咬伤史,伤口有无毒牙痕,了解中毒的时间、所处的环境及当时的情景。

二、身体状况

1. 神经毒素中毒表现 ① 周围神经系统:主要通过神经肌肉阻断作用引起横纹肌弛缓性麻痹,特别是呼吸肌首先受累,可导致呼吸肌麻痹死亡;对自主神经系统可抑制颈动脉窦化学感受器,使缺氧加重而致呼吸衰竭。② 中枢神经系统:可致惊厥,作用于延髓抑制心血管中枢,引起外周血管扩张和休克,或抑制呼吸中枢,引起呼吸衰竭。

2. 血液循环毒中毒 可致全身出血,如呕血、咯血、便血、血尿及皮肤黏膜出血,甚至颅内出血。溶血可出现黄疸、溶血性贫血、血红蛋白尿及肾衰竭(renal failure)。作用于心脏,可致中毒性心肌炎。溶血、出血、中毒性心肌炎等,可致休克或死亡。

3. 局部表现 毒素可致血管通透性增加、血浆外渗等,产生局部严重水肿、坏死、糜烂并迅速向近心端扩展,有剧烈疼痛。

4. 全身中毒症状 因各种毒蛇所含毒素不同,其症状也各异。神经毒症状以银环蛇、金环蛇、眼镜蛇、海蛇明显;血液循环毒素以五步蛇、竹叶青、蝮蛇明显。

三、心理状况

病人常因发病突然,出现紧张、恐惧心理,并担心是否留有后遗症。

【护理诊断及医护合作性问题】

1. 恐惧(fear) 与中毒后出现疼痛、出血等,病人紧张有关。

2. 心输出量减少(decreased cardiac cutput) 与血液毒素致红细胞和血小板破坏引起出血有关。

3. 气体交换受损(impaired gas exchange) 与神经毒素引起呼吸肌麻痹及呼吸中枢受抑制有关。

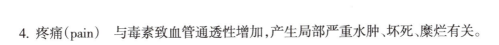

4. 疼痛（pain）　与毒素致血管通透性增加,产生局部严重水肿、坏死、糜烂有关。

【护理目标】

1. 病人情绪稳定。
2. 病人心排血量趋于正常或正常。
3. 呼吸道通畅,呼吸困难减轻或消失。
4. 疼痛减轻或消失。

【护理措施】

一、防止毒物扩散和吸收

1. 立即利用身边的软绳或布带在伤口上、近心端5 cm处结扎,松紧度以阻断淋巴和静脉回流为宜,每隔10～15 min放松1 min。

2. 处理伤口时立即用冷清水或冷盐水冲洗伤口,或用1:5 000高锰酸钾冲洗,或用肥皂水冲洗。可用吸乳器或50 ml注射器套一胶管对准伤口抽吸毒液,紧急情况下可用口吸,边吸边吐出。

3. 蛇药湿敷伤口,或用0.25%～0.5%普鲁卡因加地塞米松5 mg做局部封闭。

二、解毒药的应用及护理

可采用中草药制成的蛇药,如南通蛇药、上海蛇药、广州蛇药口服和外敷。或应用特效解毒药-抗蛇毒血清,如蝮蛇抗毒血清、五步蛇抗毒血清、多价抗蛇毒血清(蝮蛇、眼镜蛇、银环蛇),静脉注射1次即可。

三、对症护理

密切观察病情变化,防止感染及预防破伤风,增加补液量加快毒素排泄,如发生休克及呼吸衰竭、肾衰竭、颅内出血等严重并发症,立即通知医生,并按休克及呼吸衰竭、肾衰竭、颅内出血等进行护理。

四、支持疗法

输血,维持水电解质平衡,供给足够热能。忌用吗啡(morphine)、巴比妥类、氯丙嗪类、箭毒类、抗凝血药及肾上腺素类药物。

【护理评价】

1. 病人的情绪是否稳定,基本需要是否得到满足。
2. 病人心排血量是否趋于正常。

3. 病人呼吸道是否通畅,呼吸困难程度减轻或消失。

4. 病人疼痛是否减轻或消失。

思考题

(一) 单选题

1. 以下哪个症状不属于毒蕈碱样症状

A. 呼吸困难　　B. 大汗　　C. 瞳孔缩小　　D. 流涎　　E. 肌肉颤动

2. 有机磷农药中毒所致肺水肿,抢救时应选

A. 毛花苷C　　B. 呋塞米　　C. 吗啡　　D. 阿托品　　E. 尼可刹米

3. 禁忌用碱性溶液洗胃的有机磷农药是

A. 内吸磷　　B. 对硫磷　　C. 敌敌畏　　D. 美曲膦脂　E. 乐果

4. 对硫磷中毒禁忌用的洗胃液是

A. 生理盐水　　B. 2%碳酸氢钠　　C. 1:5 000高锰酸钾　　D. 温水　　E. 冷开水

5. 有机磷农药中毒引起的毒蕈碱样症状是

A. 肌束颤动　　B. 瞳孔缩小　　C. 血压升高　　D. 意识障碍　　E. 肌肉麻痹

6. 判断有机磷农药中毒程度及观察疗效的重要指标是

A. 全血胆碱酯酶活力　　　　B. 神经靶酯酶活力　　　　C. 有无大汗或肌颤

D. 心率和血压　　　　E. 呼吸

7. 对口服有机磷中毒者,导泻剂应禁用

A. 50%硫酸镁　　B. 50%硫酸钠　　C. 番泻叶　　D. 蓖麻油　　E. 肥皂水

8. 阿托品不能解除的有机磷农药症状是

A. 大汗　　B. 瞳孔缩小　　C. 肌颤　　D. 流涎　　E. 肺水肿

9. 皮肤黏膜接触有机磷农药者禁用哪种溶液擦洗?

A. 清水　　B. 冷水　　C. 肥皂水　　D. 2%碳酸氢钠　　E. 乙醇

10. 一氧化碳中毒后,产生低氧血症的主要原因是

A. 结合成还原血红蛋白　　　　B. 结合成碳氧血红蛋白

C. 结合成高铁血红蛋白　　　　D. 影响氧的弥散　　　　E. 吸入氧量减少

11. 一氧化碳中毒最初出现的症状是

A. 头痛、头晕　　B. 恶心、呕吐　　C. 表情淡漠　　D. 昏迷　　E. 呼吸困难

12. 急性一氧化碳中毒特征性表现是

A. 颜面潮红　　　　　　B. 头痛、头晕　　　　　　C. 昏迷

D. 皮肤黏膜呈樱桃红色　　　　E. 呼吸困难

13. 抢救一氧化碳中毒的首要措施是

A. 撤离中毒环境　　　　B. 保持呼吸道通畅

C. 应用脱水剂　　　　D. 应用利尿剂　　　　E. 吸氧

14. 一氧化碳中毒最佳氧疗措施是

A. 低流量持续吸氧　　　　B. 高流量间歇吸氧

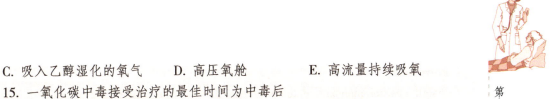

C. 吸入乙醇湿化的氧气 　　D. 高压氧舱 　　　E. 高流量持续吸氧

15. 一氧化碳中毒接受治疗的最佳时间为中毒后

A. 4 h 　　　　B. 6 h 　　　　C. 8 h 　　　　D. 10 h 　　　E. 24 h

（二）阅读理解

Carbon Monoxide Poisoning

Definition

Poisoning from inhalation of carbon monoxide

Where Found

- any combustion device such as automobiles emit carbon monoxide in its exhaust portable propane heaters

- barbecues burning charcoal

- portable or non-vented natural gas appliances/furnaces/water heaters

Symptoms

- body as a whole：headache，irritability，confusion，fainting，impaired judgment，unconsciousness，bizarre behavior

- respiratory，shortness of breath，increased rate of breathing，chest pain，stop breathing

- eyes，ears，nose，and pink color to lips

- skin：pink color to fingernails，pale skin

- gastrointestinal: nausea and vomiting

- heart and blood vessels：abnormal heart beat，rapid heart beat，low blood pressure

- nervous system：hyperactivity，convulsions，coma，shock

Acid Treatment

- the patient's age，weight，and condition

- how long they may have been exposed to the carbon monoxide if known

- Get the individual out into fresh air and ventilate area.Call an ambulance immediately. Artificial respiration may need to be administered by a qualified individual if the individual has stopped breathing

- Some or all of the following procedures may be performed:

- oxygen will be administered

- vital signs will be monitored

- various medications may be administered if needed

possible hyperbaric oxygen therapy at an HBO facility：Hyperbaric oxygen therapy uses a special chamber, sometimes called a pressure chamber，to allow a patient to breathe 100% oxygen while the pressure in the chamber is higher than one atmosphere absolute (atm abs) The most recent studies indicate that the pressure is most effective when it is at least 1.4 atm abs　Some of the conditions that use hyperbaric therapy are:decompression sickness，smoke inhalation，air or gas embolism，carbon monoxide poisoning，wound healing，necrotizing soft tissue infections，osteomyelitis，radiation injuries，skin grafts and flaps，burns.

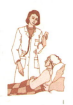

Prevention

Install a carbon monoxide detector on each floor of your residence , and an additional de-tector in the area of any major gas burning appliances such as a furnace or water heater. Conduct regular maintenance and inspection of gas burning equipment in the home.

Question: How to treat patients with carbon monoxide poisoning?

附录:英中对照急救护理常用词汇表

abdominal distention	腹胀
abrade	擦伤,磨损,磨耗
acute abdomen	急腹症
acute abdominal pain	急性腹痛
acute carbon monoxide poisoning	急性一氧化碳中毒
acute organophosphorous pestiside poisoning	急性有机磷农药中毒
adiaphoresis	无汗
aid station	急救站
altered tissue perfusion	组织灌注量改变
anaphylactic shock	过敏性休克
anesthesia	麻醉
anoxia	缺氧症
anxiety	焦虑
apnea	呼吸暂停
areflexia	无反射,反射消失
arterial blood gas analysis	动脉血气分析
arterial catheterization	动脉穿刺插管术
arterial pressure monitoring	动脉压监测
arterial pressure, AP	动脉压
aseptic technique	无菌操作
assist-controlled ventilation, A-CV	辅助-控制通气
assisted ventilation, AV	辅助呼吸
asynchronized electrical cardioversion	非同步电复律
asystole	心搏停止
avulsion	撕脱伤
bandage	绷带
bandaging	包扎
basic life support	基础生命支持
blast injury	冲击伤
blood oxygen saturation	血氧饱和度
blood-gas analysis	血气分析
brain death	脑死亡
burn	灼伤,烧伤
cardiac care unit, CCU	心脏监护病房

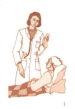

cardiac output thermodilution,COTD	热稀释法心排量
cardiac pacemaker	心脏起搏器
cardiogenic shock	心源性休克
cardiopulmonary instrument	心肺复苏仪
cardio-pulmonary resuscitation	心肺复苏
central venous catheterization	中心静脉穿刺插管术
central venous pressure,CVP	中心静脉压
cerebral resuscitation	脑复苏
chemical burn	化学烧伤
chest compressions	胸外心脏按压
Cheyne-stokes breathing,CSB	潮氏呼吸
closed injury	闭合性创伤
collapse	虚脱
coma	昏迷
complication	合并症,并发病
compression bandaging	加压包扎(止血法)
continuous positive airway pressure,CPAP	持续气道正压通气
controlled ventilation,CV	控制通气
contusion	挫伤,撞伤
convulsions	抽搐
counterpulsation	反搏
cramp	痛性痉挛
cricothyroidotomy	环甲膜切开
crush injury	挤压伤
cyanosis	发绀
debridement	清创术
defibrillation	(尤指使用电击方法的)除颤
defibrillator	除颤仪
dehydration	脱水
dialyser	血液透析机
direct pharyngoscope	直接咽喉镜
dislocation	脱位
drowning	淹溺
dyspnea	呼吸困难
electric burn	电烧伤
electric washing machine for stomachs	洗胃机
electrical cardioversion	电复律
electrocardio monitor	心电监护仪

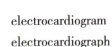

electrocardiogram	心电图, 心动电流图(ECG)
electrocardiograph	心电图机
Electrocardiographic Monitoring	心电监护
Electrocardioscope	心电示波器
electroencephalogram	脑电图
emergency	急症
emergency center	急救中心
emergency consulting room	急诊诊疗室
emergency department	急诊科
emergency intensive care unit, EICU	急诊监护室
emergency nursing	急救护理(学)
emergency nursing techniques	急救护理技术
emergency observing room	急诊观察室
emergency operating room	急诊手术室
emergency treating room	急诊抢救室
endogenous infection	内源性感染
endotracheal anesthesia	气管内麻醉
endotracheal intubation	气管插管
endotracheal tube, ET tube	气管导管
epidural pressure, EDP	硬膜外压
femoral arterial catheterization	股动脉导管置入术
femoral venous catheterization	股静脉穿刺插管术
fibrillation	纤维性颤动, 心室纤维颤动
firearm wound	火器伤
fixation	固定
fluid volume deficit	体液不足
fractional excretion of the filteredsodium, FiO_2	吸入氧浓度
fracture	骨折
gastrointestinal decompression machine	胃肠减压器
general anesthesia	全麻
Glasgow Coma Scale, GCS	昏迷指数
hemodynamic monitoring	血流动力学监测
hemodynamics[9hi:m[udai5nAmiks]n.	血流动力学
hemorrhage	出血
hemostasia	止血, 止血法
hemostasis	止血(术)
hospital emergency	院内急救
hyperhidrosis	多汗, 出汗过多

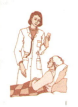

hyperkalemia	高血钾
hyperthermia	体温过高
hypokalemia	低血钾
hyponatremia	低血钠
hypotension	低血压
hypothermia	低温
hypovolemia	血容量减少,血容量过低
hypovolemic shock	低血容量性休克
impaired gas exchange	气体交换受损
injury	伤,损伤
intensive care unit,ICU	重症监护病房
intermittent mandatory ventilation,IMV	间歇强制通气
internal jugular venous catheterization	颈内静脉穿刺插管术
intracranial hypertension	颅内压增高
intracranial pressure ICP	颅内压
inverse ratio ventilation,IRV	反比通气
isolating room	隔离室
jaundice	黄疸
laceration	裂伤,撕裂;破口
laryngeal obstruction	喉头梗阻
lower respiratory tract obstruction	下呼吸道梗阻
mechanical ventilation	机械通气
metabolic acidosis	代谢性酸中毒
monitoring	监视,控制,监测
mouth-to-mouth artificial respiration	口对口人工呼吸
multiple organ failure	多器官衰竭
mydriasis	瞳孔散大
nasal catheter	鼻导管吸氧
neonatal intensive care unit,NICU	新生儿ICU
nervous toxin	神经毒素
neurogenic shock	神经性休克
non-invasive blood pressure measurement	无创血压测量
open fracture	开放性骨折
open injury	开放性创伤
open pneumothorax	开放性气胸
organophosphorus pesticide	有机磷农药
outpatient department	门诊部
pacemaker	起搏器

parietal pain	腹壁痛
pediatric intensive care unit, PICU	儿科ICU
peritoneal dialysis, PD	腹膜透析
phlebectomy	静脉切开
phlebotomy	静脉切开术
pneumonia	肺炎
pneumothorax	气胸
positive end-expiratory pressure, PEEP	呼气末正压通气
prehospital aid	院前急救
pressure pneumothorax	张力性气胸
pressure transducer	压力传感器
pulmonary arterial wedge pressure, PAWP	肺动脉楔压
pulmonary artery catheter	肺动脉导管
pulmonary artery pressure, PAP	肺动脉压力
pulmonary capillary wedge pressure, PCWP	肺毛细血管楔压
pulse oximetry, POM	脉搏氧饱和度仪
pyraloxime methiodide	解磷定
pyraloxime methylchloride	氯解磷定
radial arterial catheterization	桡动脉穿刺插管术
referred pain	牵涉痛
rescuer	救助者
respirator	呼吸器, 呼吸机
respiratory arrest	呼吸停止
respiratory care unit, RCU	呼吸内科ICU
respiratory failure	呼吸衰竭
resuscitation	复苏〔术〕, 回生
sedative hypnotic poisoning	镇静催眠药中毒
septic shock	感染性休克
simple respirator	简易人工呼吸器
splint	夹板
spontaneous respiration	自主呼吸
stab	刺伤
stress ulcer	应激性溃疡
subclavicular venous catheterization	锁骨下静脉穿刺插管术
subdural pressure	硬膜下压
surgery intensive care unit, SICU	外科ICU
synchronized electrical cardioversion	同步电复律
synchronized intermittent mandatory ventilation, SIMV	同步间歇强制通气

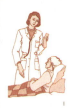

tachycardia	心动过速
telecontral electrocardiographic monitor	遥控心电监护仪
terminal cisternal pressure	终池压
thromboembolism	血栓栓塞
thrombsis	血栓形成
thyrocricocentesis	环甲膜穿刺
total parenteral nutrition	完全胃肠道外营养
tourniquet	止血带
tracheal intubation	气管插管
tracheotomy	气管切开术
transportation	运送
trauma	创伤,外伤
triage room	分诊台
upper respiratory tract obstruction	上呼吸道梗阻
uremia	尿毒症
ventilation	通气
ventricular drainage	脑室引流
ventricular fluid pressure	脑室液压
visceral pain	内脏性疼痛
vomiting	呕吐
wrench	扭伤

郑重声明

高等教育出版社依法对本书享有专有出版权。任何未经许可的复制、销售行为均违反《中华人民共和国著作权法》，其行为人将承担相应的民事责任和行政责任；构成犯罪的，将被依法追究刑事责任。为了维护市场秩序，保护读者的合法权益，避免读者误用盗版书造成不良后果，我社将配合行政执法部门和司法机关对违法犯罪的单位和个人进行严厉打击。社会各界人士如发现上述侵权行为，希望及时举报，本社将奖励举报有功人员。

反盗版举报电话　（010）58581999　58582371　58582488

反盗版举报传真　（010）82086060

反盗版举报邮箱　dd@ hep. com. cn

通信地址　北京市西城区德外大街 4 号

　　　　　高等教育出版社法律事务与版权管理部

邮政编码　100120

防伪查询说明

用户购书后刮开封底防伪涂层，利用手机微信等软件扫描二维码，会跳转至防伪查询网页，获得所购图书详细信息。也可将防伪二维码下的 20 位密码按从左到右、从上到下的顺序发送短信至 106695881280，免费查询所购图书真伪。

反盗版短信举报

编辑短信"JB，图书名称，出版社，购买地点"发送至 10669588128

防伪客服电话

（010）58582300

学习卡账号使用说明

一、注册/登录

访问 http://abook. hep. com. cn/sve，点击"注册"，在注册页面输入用户名、密码及常用的邮箱进行注册。已注册的用户直接输入用户名和密码登录即可进入"我的课程"页面。

二、课程绑定

点击"我的课程"页面右上方"绑定课程"，正确输入教材封底防伪标签上的 20 位密码，点击"确定"完成课程绑定。

三、访问课程

在"正在学习"列表中选择已绑定的课程，点击"进入课程"即可浏览或下载与本书配套的课程资源。刚绑定的课程请在"申请学习"列表中选择相应课程并点击"进入课程"。

如有账号问题，请发邮件至：4a_admin_zz@ pub. hep. cn。